M. Bergener (Hrsg.)

Erkennung und Behandlung des organischen Psychosyndroms in Klinik und Praxis

Überreicht
mit den besten Empfehlungen

MERCK

E. Merck, Darmstadt
Abteilung Wissenschaftliche Information

M. Bergener (Hrsg.)

Erkennung und Behandlung des organischen Psychosyndroms in Klinik und Praxis

Referate und Diskussion einer Tagung
in Zusammenarbeit mit der Ärztekammer Nordrhein
Düsseldorf, 15. Dezember 1979

Mit 36 Abbildungen und 7 Tabellen

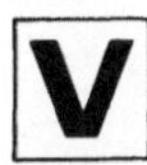

Friedr. Vieweg & Sohn   Braunschweig/Wiesbaden

1981

Buchbinderische Verarbeitung: W. Langelüddecke, Braunschweig

ISBN 978-3-528-07907-9   ISBN 978-3-663-06830-3 (eBook)
DOI 10.1007/978-3-663-06830-3

Inhaltsverzeichnis

<u>Referenten</u>

BERGENER, M., Prof. Dr. med.

Leitender Arzt der Rhein. Landesklinik Köln und
Generalsekretär des 12. Internationalen Kongresses
für Gerontologie, Hamburg 1981

FISCHER, B., Priv.-Doz. Dr. med.

Chefarzt der Fachklinik Klausenbach der LVA
Baden, Nordrach

HERRSCHAFT, H., Prof. Dr. med.

Leitender Arzt an der Neurologischen Klinik des
Niedersächsischen Landeskrankenhauses Lüneburg

HERZMANN, C., Dr. med.

Abt.-Arzt, Rhein. Landesklinik Köln, Allgem. Psychiatrie III

JANSEN, W., Dr. med.

Leitender Arzt des Altenkrankenhauses der Stadt Nürnberg

WIECK, H. H., Prof. Dr. med. †

ehemals Direktor der Universitäts-Nervenklinik Erlangen

<u>Begrüßung und Eröffnung</u>

M. BERGENER

Zu der Tagung "Erkennung und Behandlung des organischen Psychosyndroms in Klinik und Praxis" heiße ich Sie herzlich willkom-
men. Ich bin überrascht über die große Resonanz, die das Tagungs-
thema bei Ihnen gefunden hat. Das ermutigt mich. Sie haben einem
im Rheinland tätigen Psychiater die Leitung dieser Tagung übertragen. Erlauben Sie mir einleitend ein Wort in eigener Sache.

Die Psychiatrie ist seit Jahren - und in den letzten Jahren mehr als
je zuvor - ins Gerede geraten. Sie macht Schlagzeilen. Sie ist nicht
erst seit der "Enquête zur Lage der psychisch Kranken und geistig
Behinderten in der BRD" zu einem bevorzugten Angriffsziel geworden. Entscheidend abhängig von den vorherrschenden gesellschaftspolitischen Bedingungen, dient sie auch als politisches Kampfmittel.
Selbsthilfegruppen stellen die Kompetenz der Psychiater in Frage.
Krankenhäuser ziehen sich aus ihrer Verantwortung zurück, insbesondere die Krankenhausträger. Auf Scherbenhaufen - so in der Ta-
gespresse zu lesen - werden nun Scherbengerichte abgehalten. Den
einen wird nahegelegt - den Psychiatern nämlich -, Harakiri zu be-
gehen, andere empfehlen einen "Basaglia-Effekt" und sehen darin
das Heil.

Da, wo Reformen das Schicksal psychisch kranker Menschen verbessern sollten, werden heute Staatsanwaltschaften bemüht. Beinahe
hilflos scheint die Psychiatrie jenen ausgeliefert, die Geisteskrank-
heiten als modernen Mythos verteufeln und mit allen verfügbaren
Mitteln versuchen, das psychiatrische Ordnungsprinzip mit ihren
noch immer weitgehend als totale Institutionen apostrophierten Einrichtungen als pseudo-medizinische Unternehmen zu entlarven. An-
tipsychiatrische Diffamierungskampagnen werden politisch und mora-
lisch damit gerechtfertigt, daß alle bisherigen psychiatrischen Theo-
rien normative Standards als ausdrücklich formulierte Ziele und Ver-
haltensregeln ignorieren. Einer reformfeindlichen, reaktionären Hoch-

schulpsychiatrie wird vorgeworfen, sich dadurch mehr und mehr von jenen gesellschaftlichen und sozialen Implikationen zu entfernen, die sie vergeblich versuchte, zu beschreiben und zu erklären.

Demgegenüber läßt sich anhand nüchtern-sachlicher Analysen eine der jeweiligen Zeitgeschichte entsprechende Psychiatriegeschichte aufzeigen, die all jene ermutigen sollte, die bereits resignierend versucht waren, der Psychiatrie den Rücken zu kehren, um den psychisch Kranken einem globalen Dilettantismus zu überlassen oder der zerstörerischen Ignoranz auszuliefern, die unter Freiheit Anarchie versteht.

In Köln trägt eine Straße, die dort zu dem neu erbauten psychiatrischen Behandlungszentrum führt, den Namen Wilhelm Griesingers. Er war es, der als einer der bedeutendsten Kliniker, akademischen Lehrer und Forscher die Psychiatrie seiner Zeit auf ein festes, medizinisches Fundament gestellt und ihr damit zugleich internationale Geltung verschafft hat. Zu Recht erfährt sein Name heute eine Renaissance. Sein weit gefächertes, differenziertes Konzept gemeindenaher psychiatrischer Versorgung gilt als wegweisend und findet weltweit Anerkennung. Griesinger wurde aufgrund seiner Arzt-Persönlichkeit zum Vorbild eines neuen Typus des Psychiaters, in dem sich bereits alles das vorfindet, was uns heute als psychiatrische Haltung gilt: eine beispielhafte Psychiater-Persönlichkeit, ein Vorkämpfer für eine humane Psychiatrie.

In seinem, zusammen mit seinen Freunden, dem Internisten Wunderlich und dem Chirurgen Roser, 1872 gegründeten Archiv der psychologischen Heilkunde verschrieb er sich der neuen naturwissenschaftlichen Medizin. In seiner bereits 3 Jahre später erschienenen "Pathologie und Therapie der psychischen Krankheiten" unternahm er den Versuch, im Geist der neuen empirischen Medizin den spekulativen Gegensatz zwischen Psycho- und Somatogenese im Sinne einer schöpferischen Synthese aufzuheben. Sie ist zugleich Ausdruck einer Synthese zwischen anatomischen, physiologischen und psychologischen Gesichtspunkten in der multifaktoriellen Genese psychischer Krankheitszustände. Griesinger nahm damit das Konzept einer mehrdimensionalen Psychiatrie, das ein halbes Jahrhundert später mit dem Namen Ernst Kretschmers verknüpft wird, vorweg. Unter Aufrechterhaltung wichtiger Grundlagen der Kraepelinschen Systematik - so schreibt Ernst Kretschmer in einem 1945 erschienenen Aufsatz - "denkt man an meiner Klinik nicht in abgeschlossenen Krankheitseinheiten, sondern in Kausalkomponenten, d. h. man sucht jeden Fall in seinen oft mehrfachen konstitutionstypischen Aufbaukomponenten, seinen psychoreaktiven Mechanismen, seinen hirnorganischen Faktoren restlos auszuschöpfen und danach auch seine Prognose und Therapie individuell zu differenzieren." Ein wissenschaftliches Credo, das ein hohes ärztliches Ethos und wissenschaftliche Unbestechlichkeit widerspiegelt.

4

Tugenden, die heute weniger gefragt zu sein scheinen, in einer
Zeit, in der politische Parolen und Ideologien zu einer bedrückenden
Hypothek und Bürde für viele werden, die mit den Mitteln der
psychiatrischen Diagnostik und Therapie sich bemühen, das Los psychisch Kranker zu verbessern, und alle Anstrengungen unternehmen,
um zu verhindern, daß die Psychiatrie zu einem politischen Kampf-
feld wird, auf dem zu Lasten der Patienten Glaubenskriege ausge-
tragen werden.

Reformen der Psychiatrie sollten nicht revolutionär, sondern evolu-
tionär durchgeführt werden. Sie sollten an "konkreten" Utopien
(Bloch) orientiert, an ihrer Realisierbarkeit bzw. dem Machbaren -
wie man heute zu sagen pflegt - gemessen werden.

Leichtfertiger Umgang mit der Sprache als Instrument wissenschaftlicher Verständigung öffnete für dilettantische Verallgemeinerungen
Tor und Tür, was dazu führte, daß in der Psychiatrie sich beinahe
jeder für kompetent genug hält, um mitreden zu können.

Dieser offenkundigen Fehlentwicklung müssen wir entgegenwirken.
Wir müssen endlich zu der Einsicht gelangen, daß unsere der fach-
spezifischen Verständigung dienende Sprache ein Instrument sach-
licher Beschreibung wissenschaftlicher Erkenntnisse und Zusammenhänge ist, "nicht aber ein wort-magischer Exorzismus gegen die
Wirklichkeit", wie es Hans Maier in seinem Essay über "Sprache und
Politik" formuliert hat.

Daß durch die beschriebene Fehlentwicklung die Vergleichbarkeit diagnostischer Kategorien und epidemiologischer Forschung erschwert,
ja beinahe unmöglich gemacht wird, ist jedermann einleuchtend. Besonderer Diskriminierung unterworfene Krankheitsgruppen werden in
der Gegensätzlichkeit vielfach verwirrender Etikettierung nicht mehr
als behandlungsbedürftige Krankheitszustände deklariert, sondern
als Ausgliederungsformeln einer repressiven Gesellschaft verteufelt
und angeprangert. Sie geraten so in den Strudel der Manipulierbar-
keit und Verfälschung oder - vielleicht noch schlimmer - in den negativen Sog unbelehrbarer Ignoranz.

Mit vergleichenden Gegenüberstellungen unterschiedlicher Therapie-
formen, z. B. der Psychotherapie und der Soziotherapie, wird entsprechend verfahren. Sie werden dadurch völlig wertlos.

Was endlich nottut, ist eine kritische Rückbesinnung. Persönlichkeit und das Lebenswerk Griesingers könnten dabei wegweisend sein.
Versteht man das Reformkonzept Griesingers aus den Verhältnissen
seiner Epoche heraus, wird man an Formulierungen moderner Psych-
iatrie-Konzepte und -Programme erinnert, selbst in Details. Seine
multifaktorielle Betrachtungsweise psychopathologischer Syndrome
wurde von Ernst Kretschmer aufgenommen und weiter entwickelt.

Sie gewinnt heute im Rahmen einer mehrdimensionalen Psychiatrie besondere Aktualität und Bedeutung. Sie allein trägt der Vielgestaltigkeit und Komplexität psychiatrischer Krankheitszustände Rechnung. Sie widersteht der Vereinfachung und Einengung im Sinne der Eindimensionalität; sie vermeidet diagnostische Klischees und entgeht so der Versuchung, dem Zwang zur Klassifizierung und Systematisierung um jeden Preis, vielfach auch auf Kosten des Gesamtverständnisses, zu erliegen.

"Nosologische Bruttodiagnosen" (W. Th. Winkler) sind nicht zu rechtfertigen, wenn man berücksichtigt, daß bei allen psychischen Störungen neben biologischen und endogenen Faktoren immer auch - primär oder sekundär - psychosoziale und psychoreaktive Faktoren mit ins Spiel treten, die sich auf die Krankheitssymptomatik ebenso wie auf den Verlauf und die Prognose entscheidend auswirken.

Auch das Alter der Patienten hat Einfluß auf die Symptomgestaltung. Vielleicht noch wesentlicher aber sind die pharmakogenen und institutsabhängigen Effekte. Sie spielen als pathoplastische Faktoren eine zunehmende Rolle.

Ich glaube, daß wir dies alles an der Thematik der heutigen Tagung aufgreifen und diskutieren können. Üben Sie bitte Nachsicht mit uns, es werden am Ende viele offene Fragen bleiben, und manches, was bereits als gesichert gelten konnte, muß mit neuen Fragezeichen versehen werden.

Das organische Psychosyndrom oder chronische, zerebrovaskuläre Insuffizienz, Hirnarteriosklerose, Zerebralsklerose: Was ist das eigentlich?

Schlagwort oder mehr? Gibt es Beziehungen zwischen dem Sauerstoffverbrauch, der Zirkulationszeit und der Durchblutungsgröße, zwischen Glukoseverbrauch und Stoffumsatz, schließlich zwischen der allgemeinen Stoffwechselsituation und neuropathologischen Merkmalen einerseits und bestimmten psychopathologischen Syndromen andererseits?

Wenn ja, mit welchen weiteren Faktoren haben wir es zu tun? Was ist gemeint, wenn wir von chronischem Psychosyndrom, von chronischer zerebrovaskulärer Insuffizienz, vom zerebralen Gefäßprozeß oder immer noch viel zu häufig von Zerebralsklerose sprechen? Ein neuropathologischer Befund, ein klinisches Syndrom, eine Diagnose, ein umschriebenes Krankheitsbild? Was verbindet sich mit diesem Begriff? Ein psychopathologisches Dogma?

Ich schlage vor, daß die Bezeichnung "chronische zerebrovaskuläre Insuffizienz" in der klinischen Diagnostik nicht wie bisher allgemein üblich als Synonym für alle fortschreitenden Alterungsvorgänge, die

mit einer hirnorganischen Symptomatik und Hirnleistungsschwäche
einhergehen, verwendet wird, sondern daß diese Bezeichnung Fällen
mit einer objektiv nachgewiesenen vaskulären Ursache vorbehalten
bleibt.

Ohne einer oberflächlichen Verallgemeinerung das Wort zu reden,
sollte im übrigen die übergreifende Bezeichnung "organisches Psychosyndrom" Vorrang haben, wobei darunter nach Lauter "eine psy-
cho-pathologische Grundform seelischen Krankseins" verstanden
wird, die mit chronischen, diffusen Hirnschädigungen einhergeht,
als deren Ursache mit zunehmendem Alter häufiger, keineswegs ausschließlich Hirngefäßprozesse anzunehmen sind.

Wir werden im Laufe dieser Veranstaltung viele Fragen, die an dieses Syndrom geknüpft sind, aufgreifen. Nicht alle werden sich beantworten lassen. Am Ende werden sich viele neue Fragen ergeben.
Wir werden versuchen, Klinik und Praxis zusammenzuführen, und
fragen, welche Ergebnisse der Grundlagenforschung für den praktisch tätigen Arzt von Nutzen sein können. Und wir werden dabei
im Sinne Ernst Kretschmers einen mehrdimensionalen Ansatz im Auge behalten.

Ich möchte nun unsere Tagung eröffnen und darf Herrn Professor
Wieck bitten, mit seinem Vortrag zu beginnen.

Schweregrad der Funktionspsychosen in Abhängigkeit von der zerebralen Hypoxidose

H. H. WIECK

Herr Vorsitzender,
meine sehr verehrten Damen und Herren,

zunächst darf ich mich für die Einladung herzlich bedanken, hier über ein außerordentlich komplexes Thema sprechen zu können. Mir fällt die Aufgabe zu, in der kurzen Zeit die Verbindung zu den verschiedenen Bedingungen über die Genese der psychischen Störungen infolge der zerebralen Hypoxidose herzustellen. Dabei bleibt es nicht aus, daß viele grundlegende Dinge unerwähnt bleiben müssen, vieles andere als bekannt vorausgesetzt werden muß und einige Zusammenhänge nochmals erwähnt werden, obwohl sie schon ausführlich dargelegt wurden.

Zweifellos hat die Ausweitung der therapeutischen Möglichkeiten, und zwar der medikamentösen und nichtmedikamentösen Maßnahmen, dazu beigetragen, daß die Probleme der geriatrischen Psychiatrie zu einem Hauptthema wissenschaftlicher Symposien und Fortbildungsveranstaltungen geworden sind. Das erwachte Interesse für die Behandlungsverfahren und die Bemühungen, weiter vorzudringen, haben aber auch Rückwirkungen auf die Pathophysiologie und die Symptomatologie dieser Erscheinungen deutlich gemacht, die heute zur Diskussion stehen.

Mein Thema erfordert eine Art Synopsis aller Bereiche, die bereits erwähnt worden sind, nämlich der Psychiatrie, neurologischer und neurochirurgischer Probleme, ferner müssen gefäßchirurgische Maßnahmen gewürdigt werden, vor allem aber soll die allgemeine Psychopathologie akzentuiert werden. Die in der Tabelle aufgeführten vier Punkte wollen wir nacheinander darlegen.

Entscheidend ist zunächst das Problem der formalen Pathogenese, wobei der Begriff der zerebralen Hypoxidose eine wichtige Rolle spielt.

Schweregrade der Funktionspsychosen in Abhängigkeit von der zerebralen Hypoxidose

I. Zerebrale Hypoxidose: Zerebrale Antihypoxidotika

II. Funktionspsychose: Merkmale
                             Fragen der Nomenklatur
                             Ausgestaltungen

III. Schweregrade

IV. Korrelationen somatischer und
     psychopathometrischer Meßgrößen

Von H. Strughold wurde der Begriff der zerebralen Hypoxidose im Jahre 1944 geprägt, er besagt, daß nicht nur die Durchblutung, sondern die gesamte Gewebsatmung gestört ist, und zwar daß neben der Hypoxie im eigentlichen Sinne auch Faktoren direkt am Gewebe angreifen. Genannt sei hier etwa die Fermentminderung im Rahmen der Atmungskette oder auch der Substratmangel, der unter der Hypoxie eintritt. Andere Formen der Hypoxidose wollen wir hier nicht erwähnen; wichtig ist, daß eine unterschiedliche Pathogenese möglich ist.

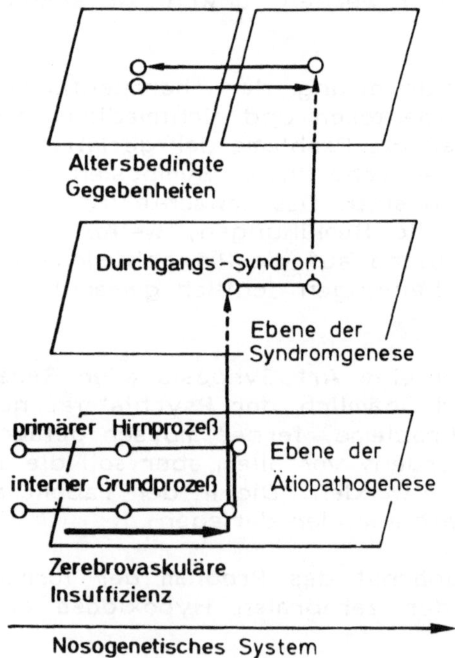

Es wurde schon von "multifaktoriell" gesprochen. Ich möchte diesen Begriff nicht so gern benutzen, sondern vielmehr versuchen, innerhalb des genetischen Systems genau anzugeben, wo die jeweilige Störung beginnt und wie sie sich schließlich am Kranken in den psychischen und mitunter auch neurologischen Störungen zeigt.

Das nosogenetische System ist ein komplexes; es kommt jedoch darauf an, im Rahmen einer begriffsklaren Psychiatrie exakt anzugeben, wo die Störung jeweils liegt.

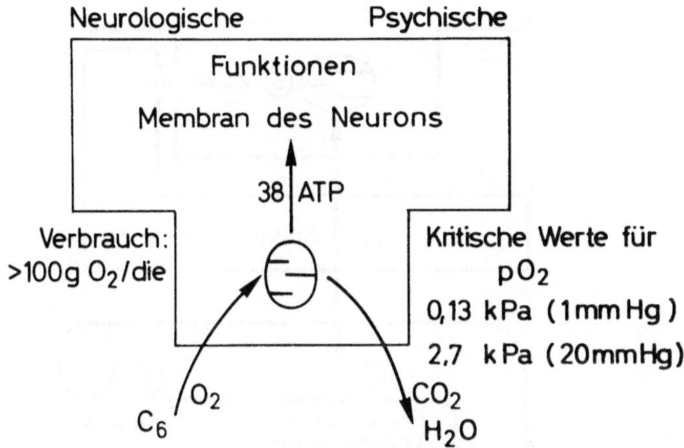

Im zerebralen Gewebe sind die funktionstragenden Membranen gelegen, die sowohl die neurologischen als auch die psychischen Funktionen bedingen, denn diese sind zweifellos an ein organisches Substrat gebunden. Innerhalb der psychischen Funktionen sind Strukturveränderungen - dabei ist die Membran in ihrer Funktion selbst gestört - von Funktionsveränderungen zu unterscheiden, die durch eine Minderung der Energielieferung - Mangel an Glukose und transportiertem Sauerstoff, den einzigen energieliefernden Substanzen für die Zelle - bedingt sind. Schon eine ganz geringe Minderung der Energielieferung für die funktionstragende Membran führt zu Beeinträchtigungen der psychischen Funktionen. Da der Funktionsstoffwechsel gestört ist, sprechen wir von Funktionspsychosen und eben nicht mehr von psycho-organischen Syndromen. Die mannigfachen Gründe dafür werden später noch erläutert.

Die Minderung des Funktionsstoffwechsels entspricht einer Reduktion der seelisch-geistigen Funktionen; diese quantitativen Korrelationen sind durchgehend kausal zu begründen. Der kritische Wert für den Untergang des Gewebes liegt bei 1 mm Hg pO_2 oder nach jüngst eingeführten Meßeinheiten bei 0,13 kPa. Wenn diese Meßzahlen stimmen, dann geht nach Ablauf der Wiederbelebungszeit das jeweilige Organ zugrunde: die Organelle des Mitochondriums. Wenn also der venöse Partialdruck - pvO_2 - den Wert von 20 mm Hg (2,7 kPa) längere Zeit

unterschreitet, geht die Zelle oder das Gewebe zugrunde. Daraus
erhellt, daß das Hirngewebe vorübergehend mit einem sehr niedrigen
Sauerstoffangebot auszukommen vermag.

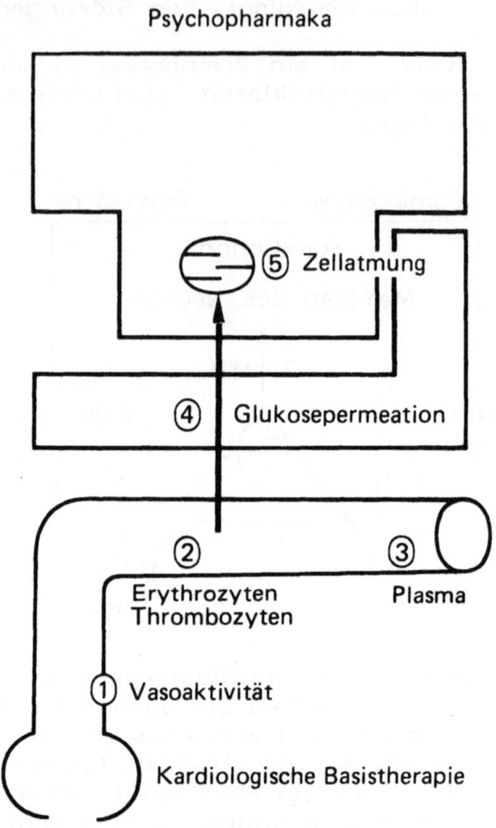

Es wurde schon ausgeführt, daß wir versuchen, innerhalb des pathogenetischen Systems die verursachende Störung anzugeben. Das
bedeutet, daß von seiten des Herzens, des Blutdruckes, aber auch
innerhalb des Gewebes Störungen gegeben sein können, die zu einer zerebralen Hypoxidose führen. Darüber hinaus spielen natürlich
auch andere Stoffwechselstörungen eine bedeutsame Rolle. Alle diese
einzelnen Faktoren sind beim alten Menschen mit zu würdigen, bevor
wir zu einer abschließenden Diagnose gelangen können. Dennoch -
ich betone es nochmals - ist es heute unsere Aufgabe, exakt anzugeben, wo die Störungen im einzelnen gelegen sind, wenn es darum
geht, den Behandlungserfolg etwa von Arzneimitteln oder anderen
psycho- und soziotherapeutischen Maßnahmen zu überprüfen. Die
gemeinsame Endstrecke dieser Veränderungen - die Funktionspsychosen - läßt sich in ihrem Schweregrad mit Hilfe psychopathome-
trischer Verfahren exakt messen.

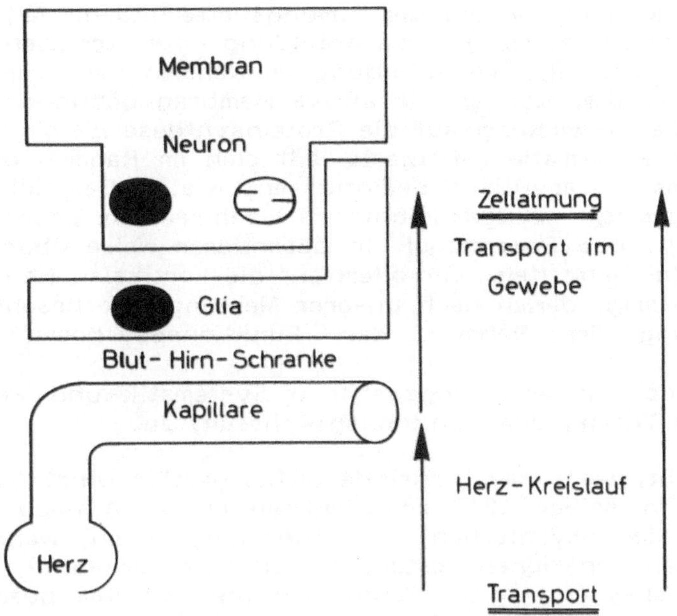

Die Abbildung zeigt einige Angriffspunkte für die heute im Handel erhältlichen Medikamente. Bis vor einigen Jahren nahm man noch an, daß diese Mittel nur auf die Gefäße einwirken; neuere Forschungsergebnisse haben jedoch bewiesen, daß viele Wirkorte gegeben sind. Ich möchte in diesem Zusammenhang noch einmal kurz auf die Gliazelle hinweisen, der ebenfalls eine wichtige Funktion zukommt. In ihr sind häufig die Ursachen für die Störungen gelegen. Aber auch die funktionstragende Membran selbst kann der Angriffsort für eine dieser Substanzen sein.

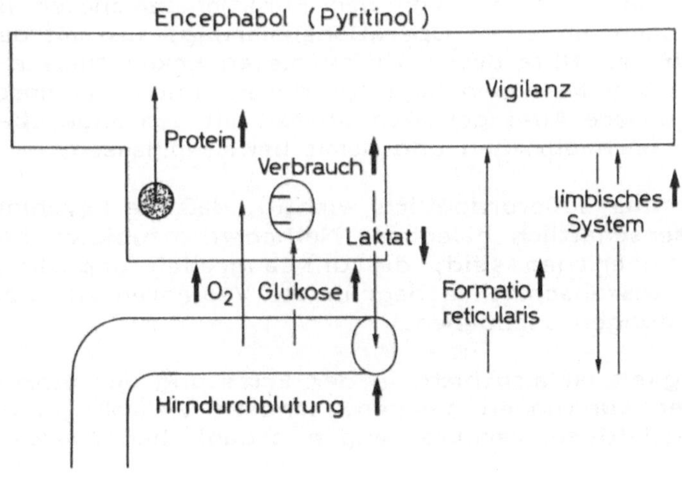

Daß der Blick nicht nur auf die Atmungskette und die Mitochondrien gerichtet sein sollte, möge diese Abbildung unterstreichen. Beachtet werden muß auch die Proteinbildung im Rahmen der Transformation des Erbgutes, die auch an die aktive Membran gebunden ist. Auch nicht nur die Einwirkung auf die Proteinsynthese ist gegeben, sondern auch die Formatio reticularis läßt sich im Rahmen des Schlaf-Wach-Systems therapeutisch beeinflussen, wie am Beispiel des Encephabol® dargelegt werden konnte. In zahlreichen Untersuchungen wurde belegt, daß Encephabol® in besonderer Weise über diese Systeme auf die Dendriten, vor allem auf die kortikalen Neuronen einzuwirken vermag, denen nach unserer Meinung eine besonders wichtige Stellung im Rahmen der Funktionspsychosen zukommt.

Wir folgen der eingangs angegebenen Systematik und wenden uns dem zweiten Thema, den Funktionspsychosen, zu.

Was geschieht, wenn die Hirnrinde diffus gestört wird? Schon Griesinger hat in seiner 1845 erschienenen ersten Auflage von einer "Minderung der psychischen Vorgänge" gesprochen, wenn das Gehirn in seinen Funktionen gestört ist, schon er erkannte, daß es eine Funktionspsychose gibt. Wenn man die von ihm beschriebenen Kasuistiken nachliest, so wird deutlich, daß er die verschiedenen Schweregrade der Funktionspsychose schon dargestellt hat, allerdings mit den Beschreibungsbegriffen der damaligen Zeit.

Wenden wir uns den Funktionspsychosen zu. Die wichtigsten Merkmale sind 1. die Minderung der seelisch-geistigen Funktionen durch eine zugrunde liegende Krankheit und 2. eine unspezifische ätiologische und formale Pathogenese. Darauf hat schon K. Bonhoeffer in seiner Konzeption der "exogenen Reaktionstypen" vor mehr als 60 Jahren hingewiesen. Als drittes Merkmal muß die Reversibilität der Funktionspsychosen genannt werden.

Die Entwicklung der Lehre von den Funktionspsychosen ist gleichzeitig verbunden mit einer Operationalisierung, also mit der Angabe der Methoden, mit Hilfe derer wir zu diesen Erkenntnissen gelangen. Eine Vielzahl von Methoden liegt für die Funktionspsychosen bereit, so daß alle unsere Aussagen sich überall mit den angegebenen Meßinstrumenten nachvollziehen und damit beweisen lassen.

Es erscheint uns außerordentlich wichtig, daß die Psychiatrie heute exakte, wissenschaftlich belegbare Methoden anzubieten hat, da wir damit denen überlegen sind, die uns angreifen und die nicht imstande sind, wissenschaftlich begründete Verfahren zur Überprüfung ihrer Behauptungen anzugeben.

Die Schwierigkeit ist also nicht in der Erfassung der Störungen seelisch-geistiger Funktionen gelegen, sondern vielmehr in der Erfassung der vielfältigen verursachenden organischen Prozesse. Es ist ein Paradoxon eingetreten: Wir können sehr viel exakter auf psychischem Gebiet messen, als es naturwissenschaftlich möglich ist. Das bedingt einen Teil der Problematik, die wir gerade bei dem hochkomplexen Vorgang der zerebralen Hypoxidose vor uns haben.

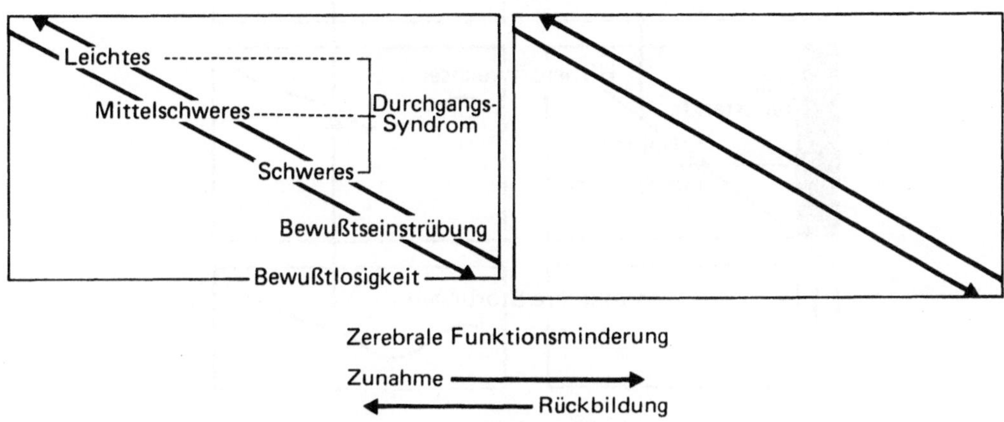

Für die Alterspsychiatrie ist es wichtig zu wissen, daß die Funktionspsychosen ihrem Wesen nach - der Syndromgenese nach - reversibel sind. Damit ist das Defizitmodell, soweit es sich auf die Dauerschäden bezieht, von uns widerlegt worden. Die am häufigsten auftretenden psychischen Störungen im Alter sind Funktionspsychosen; irreversible Schädigungen sind ungemein viel seltener als immer dargestellt wird. Gelingt es uns, den Grundprozeß - die zerebrale Hypoxidose - zu verbessern, bilden sich die psychischen Störungen ebenfalls zurück. Deshalb sind wir zum therapeutischen Aktivismus aufgefordert. Daß uns dabei Grenzen gesetzt sind, lehrt die tägliche Erfahrung am Krankenbett.

Es liegt aber nicht daran, daß die Funktionspsychose nicht rückbildungsfähig ist, sondern ist vielmehr darin begründet, daß Hirngefäße arteriosklerotisch verändert sind und Fermentsysteme degenerieren. In zahlreichen Forschungsstätten in aller Welt wird daran gearbeitet, diese Pathomechanismen aufzudecken und damit die Grundlage für neue therapeutische Konzepte zu schaffen. Eine kritische Einstellung bei der Beurteilung von Forschungsergebnissen sollten wir uns bewahren, doch auch bedenken, daß gerade in der Nervenheilkunde auf therapeutischem Gebiet in den letzten zwei Jahrzehnten große Fortschritte erzielt wurden. Wir haben das kürzlich einmal ausführlich dargestellt.

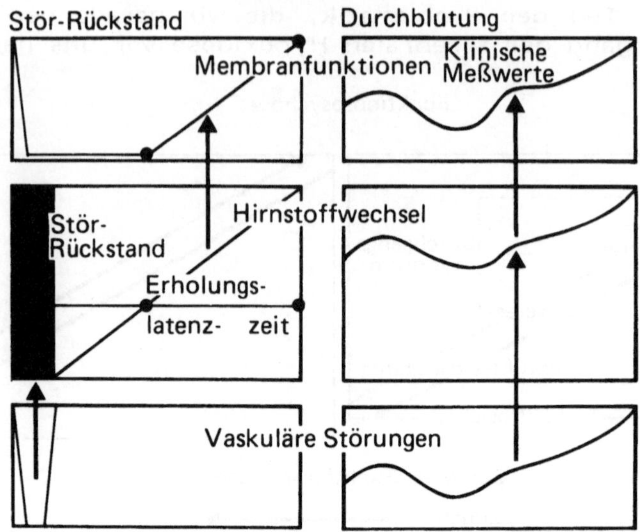

In zahlreichen tierexperimentellen Untersuchungen konnten für viele
zerebrale Antihypoxidotika günstige Ergebnisse in bezug auf die im
einzelnen aufgeführten Wirkorte ermittelt werden.

Im klinischen Einsatz läßt sich der Wirkungsnachweis immer wieder
bestätigen, doch muß auch berücksichtigt werden, daß mit zunehmender Schwere des kardio-vaskulären Grundleidens die therapeutischen Möglichkeiten immer enger werden. Wenn wir den Einsatz von
zerebralen Antihypoxidotika bejahen, stützen wir diese kritisch posi-
tive Einstellung auf Forschungsergebnisse.

In der Einheit für Klinische Pharmakologie unserer Klinik laufen der-
zeit 11 Projekte mit kontrollierten Doppelblindstudien, wobei uns
ausdrücklich die Frage beschäftigt, ob diese Substanzen an den experimentell gewonnenen Wirkorten auch beim Patienten eine Besserung seines Zustandes herbeiführen oder nicht. Es besteht gar kein
Zweifel mehr, daß für eine Reihe von Substanzen tatsächlich dieser
Nachweis erbracht werden konnte. Nicht alle im Handel befindlichen
Mittel konnten bisher in die klinische Prüfung genommen werden.
Der hohe Aufwand, den solche Studien erfordern, läßt ihre Zahl von
vornherein begrenzen.

Einen wichtigen Punkt möchte ich noch hervorheben. Wir haben bisher das quantitative Element in den Vordergrund gestellt; es gibt
natürlich auch immer noch eine Art Bilder-Psychiatrie, die sich auf
die Beschreibung der jeweiligen Ausgestaltungen beschränkt. Diese
Ausgestaltungsweisen hängen eng mit der Schwere der Funktionspsychose zusammen, und das betrifft wiederum unser Thema.

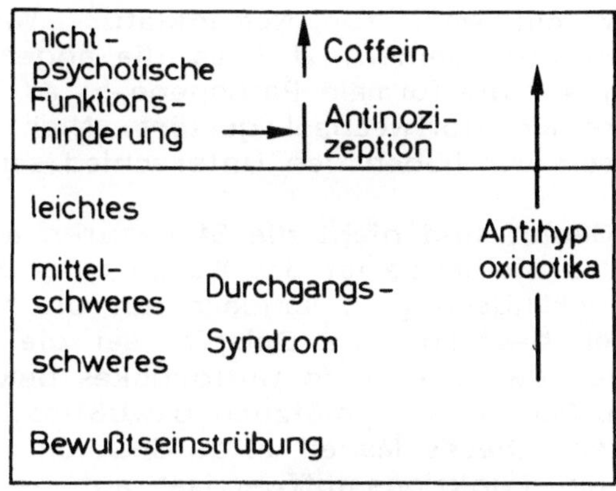

Zerebrale Funktionsstörungen

In obiger Abbildung ist für die Schweregrade der Funktionspsychose - das leichte, mittelschwere und schwere Durchgangs-Syndrom und die Bewußtseinstrübung - jeweils ein Stichwort für die Ausgestaltungen angegeben. So stellt sich etwa im leichten Durchgangssyndrom häufig eine depressive Verstimmung ein, während im mittelschweren Durchgangssyndrom produktive Symptomatik vorherrscht. Zunehmende Unruhe finden wir bei Kranken im schweren Durchgangssyndrom. Bei fortschreitender zerebraler Hypoxidose gerät der Kranke in die Bewußtseinstrübung, die sich in einer psychomotorischen Erregtheit äußern kann.

Übertragen wir das auf den älteren Menschen, so läßt sich die häufig angeführte nächtliche Unruhe bei Patienten mit chronischer zerebrovaskulärer Insuffizienz erklären. Der Blutdruck, und damit das Sauerstoffangebot, sinkt des Nachts ab, erreicht zwischen 2 und 4 Uhr seinen niedrigsten Wert und führt bei Patienten mit geschädigtem Gefäßsystem des Gehirns zu einer Funktionspsychose. Systematische Untersuchungen unseres Mitarbeiters J. Benos konnten das belegen.

Es kommt jetzt darauf an, daß wir versuchen, diese Störungen etwa durch eine medikamentöse Therapie zu verbessern.

Schwierigkeiten der Effizienzkontrolle

Häufigkeit der Spontanremissionen (Erholungslatenz, Erholungszeit)

Vielzahl der pathogenetischen Faktoren

Kaum einmal brauchbare somatische Meßgrößen verfügbar

Deswegen: Große Stichproben!

Abschließend noch ein Wort zur Nomenklatur. Wir sprechen von Funktionspsychosen und meinen, daß es die angemessene Bezeichnung ist in bezug auf die formale Pathogenese; es ist die Membranfunktion, der Funktionsstoffwechsel gestört. Nicht gemeint ist der Strukturstoffwechsel; wir haben den Unterschied schon erläutert.

Auf psychischem Gebiet sind nicht die Strukturen auf Dauer gestört und verändert - das Bleibende ist das Wesen einer Strukturdeformation und Strukturveränderung -, sondern nur die "Funktionen", sie können sich wieder bessern. Als Beispiel sei die Ohnmacht angeführt. Das Absinken des effektiven Blutdruckes bewirkt die zerebrale Hypoxidose, die Person wird plötzlich bewußtlos, erholt sich aber sehr schnell wieder. Dieses Modell zeigt deutlich, wie durch einen gestörten zerebralen Funktionsstoffwechsel auf psychischem Gebiet eine Funktionspsychose hervorgerufen wird, die sich bei Normalisierung des Funktionsstoffwechsels ebenso rasch zurückzubilden vermag.

Wir sehen deshalb keinen Grund, von psycho-organischem Syndrom zu sprechen. Bleuler hat diese Bezeichnung für Dauerschäden geprägt, nicht aber reversible Störungen gemeint. Einige von Ihnen werden dem entgegenhalten, daß die Bezeichnung in den verschiedenen Auflagen des Lehrbuchs von Bleuler einen inhaltlichen Bedeutungswandel durchgemacht hat und der Begriff heute auch reversible Störungen umfaßt. Inhaltlich müßte die Bezeichnung psycho-organisches Syndrom differenzierter gefaßt werden, das halten wir nicht für günstig. Deshalb stellt sich die Frage, ob an dem Begriff festgehalten werden sollte, zumal da sich die Schule um Bleuler nicht um eine Quantifizierung bemüht, und die ist, so meinen wir, gerade für unsere Thematik außerordentlich wichtig. Wir müssen den Schweregrad psychischer Störungen messen können, damit wir Effizienzkontrollen beim Einsatz der verschiedenen Mittel durchzuführen vermögen. Das ist aber nicht möglich, wenn man nur psychiatrische Bilder beschreibt.

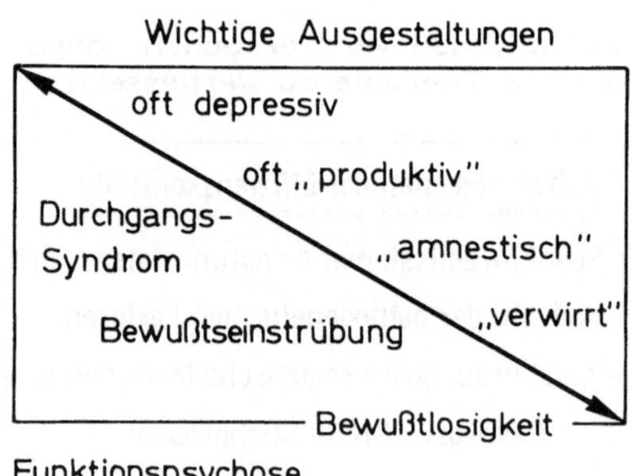

Wichtige Ausgestaltungen

Funktionspsychose

Bei jedem einzelnen Patienten müssen wir exakt entscheiden, ob es sich um eine Funktionspsychose - also eine reversible psychische Störung - oder um eine Dauerschädigung - ein psychisches Defektsyndrom - handelt. Nach unserer Erfahrung sind Dauerschädigungen seltener und erfordern andere therapeutische Konzepte.

Es stellt sich die Frage, warum die Psychiatrie diese Dinge bisher nicht herausgearbeitet hat. Das liegt wohl darin begründet, daß bei zunehmender Funktionspsychose der Intelligenzquotient abnimmt. Untersuchungen haben gezeigt, daß 1 Wertpunkt im psychopathometrischen Testverfahren 2 IQ-Punkten entspricht. Das bedeutet, daß ein Patient, der einen Ausgangs-IQ von 120 besitzt und sich im mittelschweren Durchgangs-Syndrom befindet, im Syndrom-Kurztest also 14 Punkte aufweist, daß dieser Patient in seiner aktuellen Intelligenz um 28 IQ-Punkte abgesunken ist, bei der Abnahme des HAWIE nur noch etwa 92 IQ-Punkte erbringt. Das geistige Leistungsvermögen ist demnach erheblich eingeschränkt. Bleibt dieser Zustand aufgrund einer zerebrovaskulären Insuffizienz über längere Zeit bestehen, wird oft eine irreversible Schädigung angenommen.

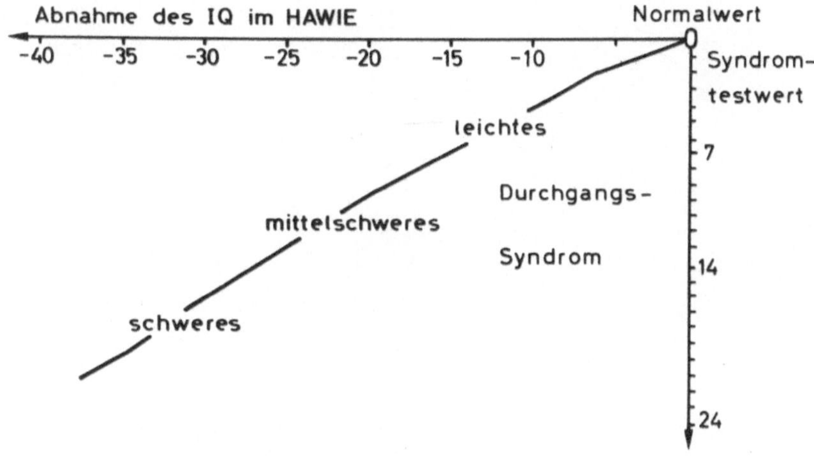

Dank der modernen Therapiemöglichkeiten gelingt es nicht selten, die Störung zu beheben oder zu verbessern und den Patienten in den Normbereich zurückzuführen.

Leider ist dies nicht der Alltag. Jeder, der Altenheime oder geriatrische Stationen betreut, weiß, daß sich hier die ärztliche Kunst noch in engen Grenzen bewegt.

Dennoch, meine Damen und Herren, müssen wir die Forschung vorantreiben, sowohl auf dem Gebiet der klinischen Pharmakologie als auch in der Psychopathometrie, um das Los der uns anvertrauten kranken älteren Menschen zu verbessern.

M. BERGENER

Ich danke Herrn Prof. Wieck für seinen Vortrag und darf nun Herrn
Prof. Herrschaft bitten. Herr Prof. Herrschaft hat das Thema seines
Vortrags etwas abgeändert. Sein Thema lautet:

<u>Die Bedeutung quantitativer regionaler Hirndurchblutungsmessungen
für die Diagnostik und Therapie der zerebralen Durchblutungsstö-
rungen</u>

H. HERRSCHAFT

Herr Vorsitzender,
meine sehr verehrten Damen,
sehr geehrte Herren,

ich darf vorweg einführend sagen, daß Sie in keiner beneidenswer-
ten Situation sind, wenn Sie sich als praktische Ärzte oder als Ärzte anderer Fachrichtungen als der Neurologie und Psychiatrie mit
dem Thema des organischen Psychosyndroms befassen müssen, denn
die Verwirrung der Begriffe und die diagnostische Einordnung dieses Syndroms bereiten so große Schwierigkeiten, daß man darüber
draußen hilflos werden kann. Ich darf Ihnen sagen, daß von etwa
500 Patienten, die z. B. unter der Diagnose "zerebrovaskuläre Insuffizienz", "Zerebralsklerose" etc. mit einem organischen Psychosyndrom in die Klinik eingewiesen wurden, höchstens 40 % tatsächlich an einer zerebralen Durchblutungsstörung litten, die wir heute
mit sehr subtilen Untersuchungsverfahren nachweisen können, und
daß die restlichen 60 % hirnatrophische Prozesse der unterschiedlichsten Genese aufwiesen, bei denen die Hirndurchblutung mehr oder
weniger normal war. Dies nur als Vorbemerkung zu meinem Thema.

Ich möchte mich in meinem Vortrag auf die Bedeutung der Hirndurchblutung und deren Störungen beim organischen Psychosyndrom
beschränken und Ihnen zeigen, inwieweit wir heute in der Lage
sind, zerebrale Durchblutungsstörungen zu diagnostizieren, und
zwar nicht im Tierversuch, sondern beim Patienten, am intakten
Schädel.

Die quantitative Messung der regionalen Hirndurchblutung wird heute nach der intraarteriellen Isotopen-Clearance mit ^{133}Xenon unter
Verwendung von Multidetektormeßplätzen oder der Gammakamera
durchgeführt. Zu diesem Zweck muß die Arteria carotis interna
punktiert werden. Das Isotop wird in die innere Halsschlagader ein-
gebracht; es breitet sich augenblicklich als ein Bolus im Hirngewebe
aus und wird durch das Isotop-freie Blut wieder ausgewaschen. Als
Folge dieses Auswaschvorgangs bekommen wir eine Clearance-Kurve,
wie sie in Abbildung 1 abgebildet ist. Die Durchblutungswerte werden aus dieser Kurve mathematisch berechnet. Sie erlaubt uns die

Angabe der regionalen Durchblutung in ml pro 100 g pro Minute, und zwar getrennt für die Durchblutung der grauen und weißen Substanz sowie für die mittlere regionale Gesamtdurchblutung.

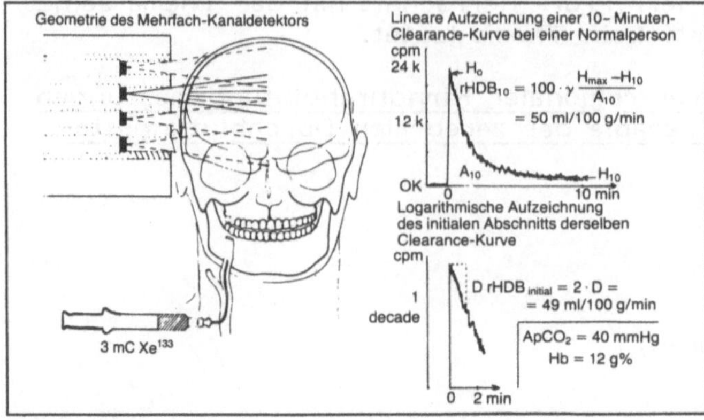

Abbildung 1: Clearance-Kurve bei einer Normalperson.

Wir haben die Untersuchungen mit einem Multidetektormeßplatz ausgeführt. Er besteht aus einer aufeinander abgestimmten Einheit von nuklearmedizinischen und neuroradiologischen Untersuchungsgeräten. Der nuklearmedizinische Geräteanteil besteht aus der Meßelektronik, dem Magnetbandspeicher, einer Lochstreifenstanze und dem Kollimator-Block mit 12 Szintillationszählern. Für die Messung der Durchblutung in der gegenseitigen Hirnhälfte und für simultane Durchblutungsmessungen in beiden Großhirnhemisphären steht ein 2. Kollimator-Block zur Verfügung, der spiegelbildlich zum ersten angebracht ist.

Der neuroradiologische Geräte-Anteil entspricht einem Meßplatz für die zerebrale Angiographie.

Durch kegelstumpfförmige Kollimatoren mit eingebauten Septen an den Meßsonden gelingt es, die geometrische Halbschattenstrahlung des Isotops vollständig auszublenden, so daß wir von der Hirnoberfläche bis zur Mantelkante zylindrisch geformte Meßareale haben mit einem Durchmesser von 1,5 cm. Aus der Geometrie dieser Meßfelder ist es möglich, dem Durchblutungswert eine bestimmte Hirnregion mit bekannter Gefäßversorgung zuzuordnen (Abbildung 2a und 2b).

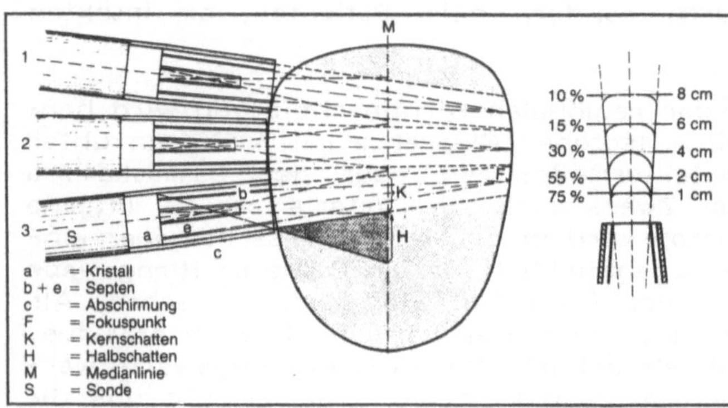

Abbildung 2a: Darstellung der Meßfelder von drei benachbarten Szintillationszählern in einem stark schematisierten Horizontalschnitt durch den Gehirnschädel. Die Meßräume sind annähernd zylindrisch geformt und überlagern sich in der der Meßsonde zugewandten Hirnhälfte nicht. Weitgehende Ausblendung der Strahlung aus dem geometrischen Halbschattenbereich (H) durch kegelstumpfförmige Kollimatoren (c) mit eingebauten Septen (b).

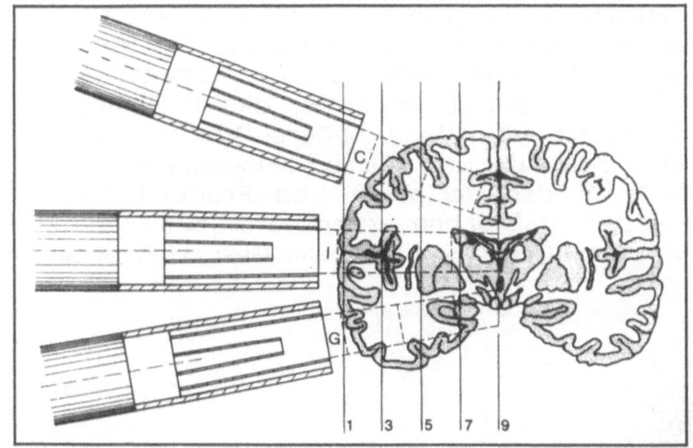

Abbildung 2b: Zuordnung der Kollimatorempfindlichkeit zu den Gewebeschichttiefen des Gehirns. Dargestellt sind die Schichttiefenlinien (St) für 1, 3, 5, 7 und 9 cm.

Abbildung 3 a zeigt die Projektion der Meßfelder auf die seitliche und mediale Oberfläche des Gehirns in bezug zu den arteriellen Versorgungsgebieten. Arteria cerebri media (schwarz), A. cerebri anterior (gepunktet) und A. cerebri posterior (hell).

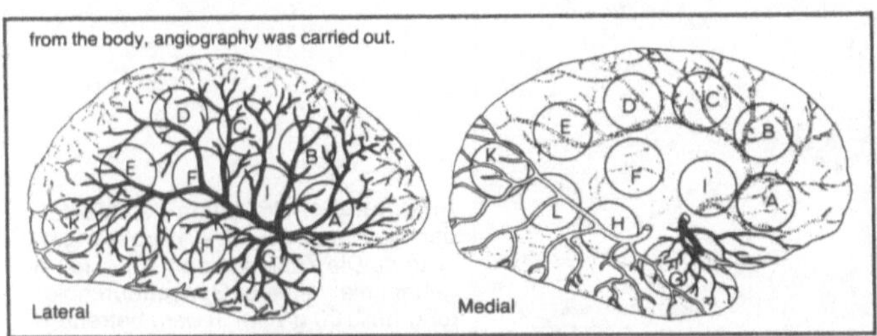

Abbildung 3a: Lage der Meßfelder auf der seitlichen Oberfläche und Medianfläche des Gehirns in bezug zu den arteriellen Gefäßversorgungsbezirken. A. cerebri media = schwarz, A. cerebri anterior = gepunktet, A. cerebri posterior = hell.

Vor jeder Hirndurchblutungsmessung muß der Patientenkopf zur Meßgeometrie eingestellt werden. Dies geschieht durch Projektion eines Teiles der Meßfeldgrenzen auf das seitliche Röntgenbild des Schädels (Abbildung 3 b).

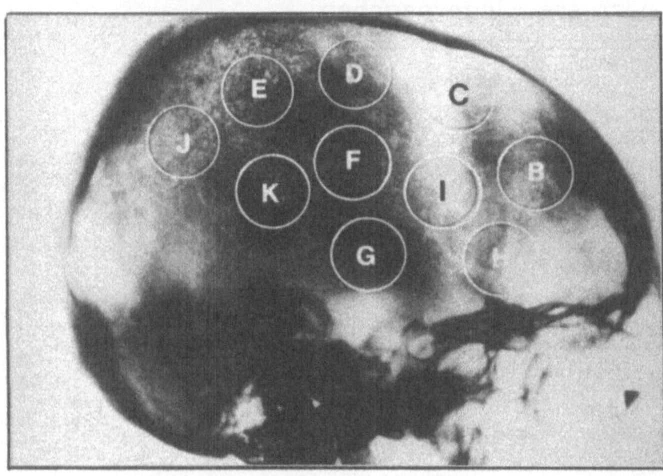

Abbildung 3b: Darstellung der Meßfelder (Schablone) auf dem seitlichen Röntgenbild des Schädels.

Abbildung 4 zeigt das seitliche Angiogramm mit 10 Meßarealen, die nach einem bestimmten Schema ausgewählt worden sind. Die Normalwerte der örtlichen Hirndurchblutung beim gesunden Erwachsenen unter Ruhebedingungen sind, wie Sie sehen, unter diesen Bedingungen nicht einheitlich. Wir haben signifikant höhere Durchblutungswerte in der Prä-zentral-, Zentral- und Temporo-Basalregion und signifikant niedrigere Werte in der Occipital- und Fronto-Basalregion. Es ist wichtig zu wissen, daß schon unter Normalbedingungen die regionale Durchblutung des Gehirns auch beim Gesunden unterschiedlich ist.

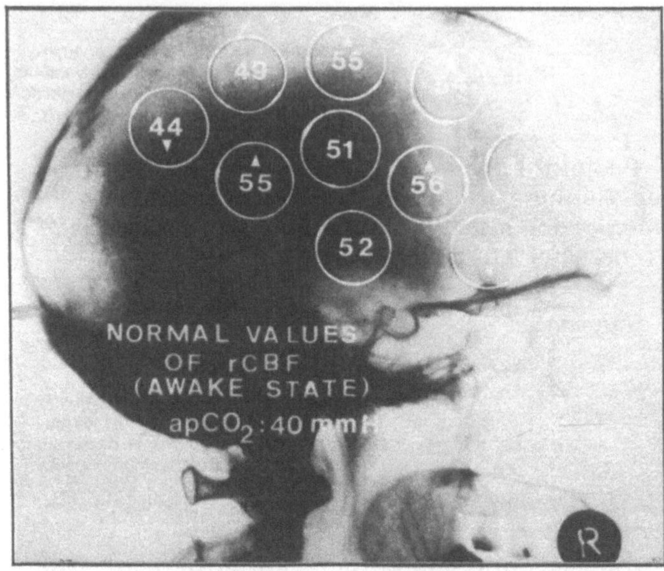

Abbildung 4: Projektion der Meßfelder auf das seitliche Karotisangiogramm. Die Zahlen in den Meßfeldern geben die mittlere Gesamtdurchblutung (ml/100 g/min) in dem betreffenden Areal wieder (stochastische Analyse – rCBF 00).

Wichtig ist die Frage der Reproduzierbarkeit des Untersuchungsverfahrens. Wir haben bei 12 Patienten im zeitlichen Abstand von 15 Minuten die Untersuchung unter gleichen Bedingungen wiederholt. In Tabelle 1 sind die Meßergebnisse wiedergegeben.

Reproduzierbarkeit der intraarteriellen Isotopen-Clearance.
Durchblutungswerte bei zwei im Abstand von 15 min. aufeinanderfolgenden Messungen an Patienten im Wachzustand. (n = 12)

Durchblutung	CBF$_1$	CBF$_2$	S.D.	Variat.-Koeff. (%)	S	apCO$_2$ 1	2	MABP 1	2
Graue Substanz	119,5	116,7	6,4	5,4	Ø				
Weiße Substanz	26,1	24,5	1,9	7,5	Ø	39,6	39,1	101	103
Gesamtsubstanz									
a) 2-Funkt.-Analyse	63,6	61,9	3,1	4,9	Ø				
b) stochast. Analyse	55,8	54,7	2,1	3,8	Ø				

CBF = Gehirndurchblutung (ml/100 g/min) korr. für apCO$_2$ = 40 mm Hg
S.D. = Standardabweichung d. Diff. CBF$_1$ – CBF$_2$

apCO$_2$ = arterieller CO$_2$-Druck (mm Hg)
MABP = arterieller Mitteldruck (mm Hg)

S = Statistische Signifikanz: Ø = nicht signifikante Änderung

Tabelle 1: Reproduzierbarkeit der intraarteriellen Isotopen-Clearance.

Wichtig ist, daß keine signifikanten Unterschiede auftreten. Unter pathologischen Bedingungen sind die Durchblutungswerte, berechnet nach der stochastischen Analyse, die verläßlichsten Daten. Wir finden für diese Werte einen Variations-Koeffizienten von 3,8 %, der für biologische Verhältnisse ausgezeichnet ist. Daß bei den Messungen einige wesentliche Parameter, wie z. B. der $apCo_2$ und der arterielle Mitteldruck, berücksichtigt werden müssen, sei nur am Rande erwähnt.

rCBF*-Untersuchungen bei zerebraler Mangeldurchblutung

Wir haben das geschilderte Untersuchungsverfahrens eingesetzt, um über die Computer-Tomographie und zerebrale Angiographie hinaus weitere Informationen über den Hirnkreislauf zu erhalten. Die zerebrale Angiographie zeigt uns morphologische Veränderungen der Hirngefäße, die Computer-Tomographie etwaige zerebrale Substanzläsionen, die nach Art, Ausmaß und Lokalisation mit großer Genauigkeit festgelegt werden können. Die Hirndurchblutungsmessung deckt verschiedene Verteilungs- und Störungsmuster am Hirnkreislauf auf. Diese richten sich nach der Art der zugrundeliegenden Erkrankung. In Abbildung 5 sind die Veränderungen der regionalen Gehirndurchblutung bei angiographisch gesicherten Media-Hauptstammstenosen und -verschlüssen dargestellt. Bei einem Teil der Patienten besteht eine globale Mangeldurchblutung; bei einem weiteren Teil finden wir eine globale Mangeldurchblutung plus einem sog. ischämischen Fokus - also eine signifikant niedrigere Durchblutung innerhalb dieses schon durchblutungsgeminderten Hirnanteils. Außerdem können vorliegen: ausschließlich ein ischämischer Fokus oder auch das Gegenteil, ein hyperämischer Fokus und beide fokale Störungen nebeneinander, also ein ischämischer und hyperämischer Fokus.

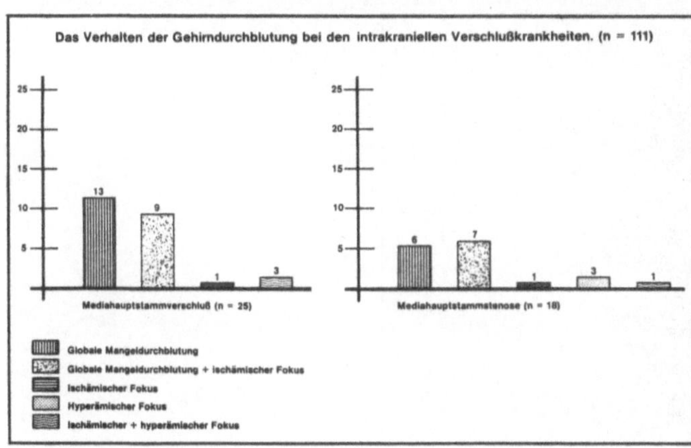

Abbildung 5: Veränderungen der regionalen Gehirndurchblutung bei angiographisch gesicherten Media-Hauptstammstenosen und -verschlüssen.

---

* rCBF = regional cerebral blood flow
    = regionale Gehirndurchblutung

Die genannten Formen der Hirndurchblutungsstörung sind innerhalb der ersten 8 Tage nach der klinischen Manifestation der Erkrankung feststellbar.

Anders sind die Verteilungsmuster bei den <u>Media-Teilverschlüssen oder Media-Astverschlüssen</u>. Hier überwiegen - wie Sie aus Abbildung 6 ersehen - ganz eindeutig die regionalen Veränderungen in Form des ischämischen Fokus oder in Form einer leichten globalen Mangeldurchblutung plus ischämischem Fokus. Alle anderen Störungsmuster sind im Vergleich dazu sehr selten. Abbildung 7 zeigt als Beispiel für einen Media-Astverschluß das Angiogramm eines 44jährigen Mannes, der akut erkrankte mit einer inkompletten Hemianopsie und einer leichten sensorischen Dysphasie. Es fanden sich ein Verschluß der Arteria temporalis posterior und in deren Versorgungsgebiet ein scharf begrenzter ischämischer Fokus mit einer Abnahme der Durchblutungswerte in 2 Arealen um rund 50 %.

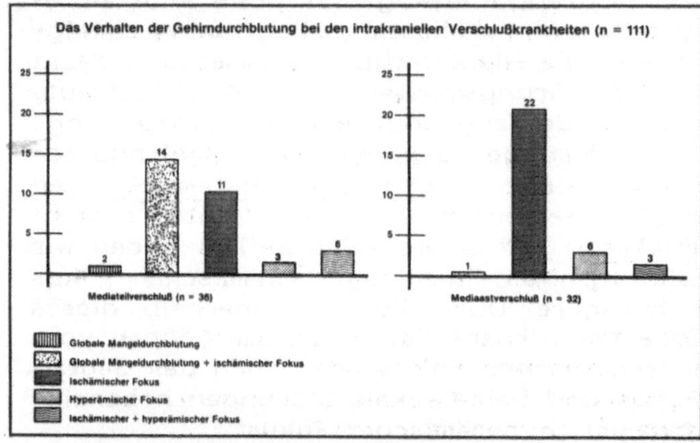

Abbildung 6: Veränderungen der regionalen Gehirndurchblutung bei Mediateilverschlüssen und Mediaastverschlüssen.

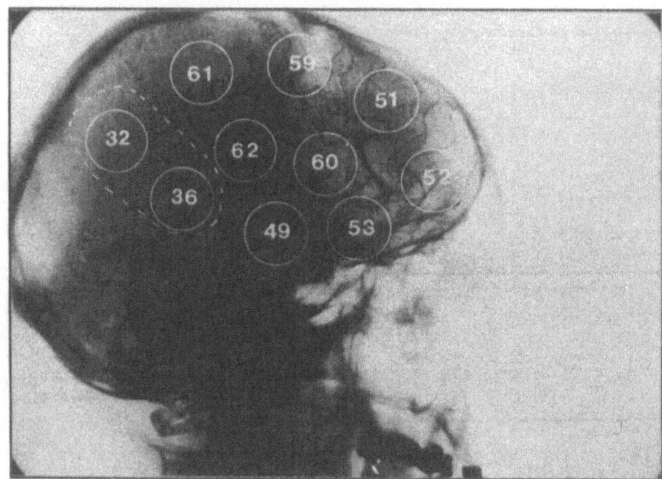

Abbildung 7: Angiogramm eines 44-jährigen Mannes mit Verschluß der Arteria temporalis posterior.

Abbildung 8 zeigt dazu das Computer-Tomogramm.

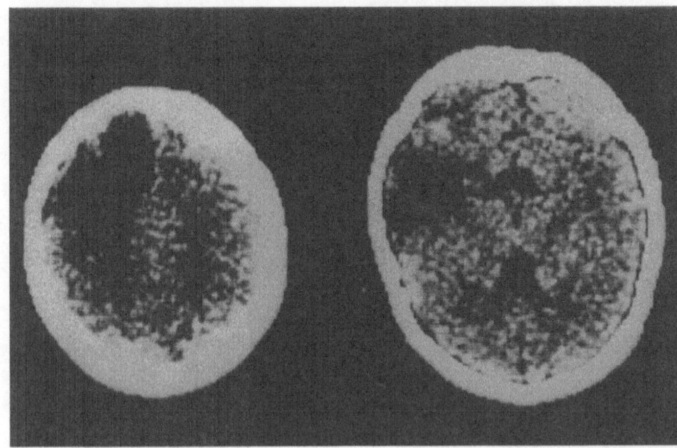

Abbildung 8: Computer-Tomogramm des Patienten aus Abbildung 7.

Abbildung 9 gibt das Ergebnis der quantitativen EEG-Analyse wieder. Bei Patienten mit angiographisch gesicherten intrakraniellen Gefäßverschlüssen und manifesten neurologischen Ausfallerscheinungen sehen wir eine sehr gute Korrelation zwischen EEG-Befund, computer-tomographischem Befund und Hirndurchblutungsbefund. Sie sehen in Abbildung 9 eine für Sie ungewohnte Darstellung des EEG-Befundes: die stärkste Verlangsamung ist schwarz, die weniger starke Verlangsamung schraffiert eingezeichnet.

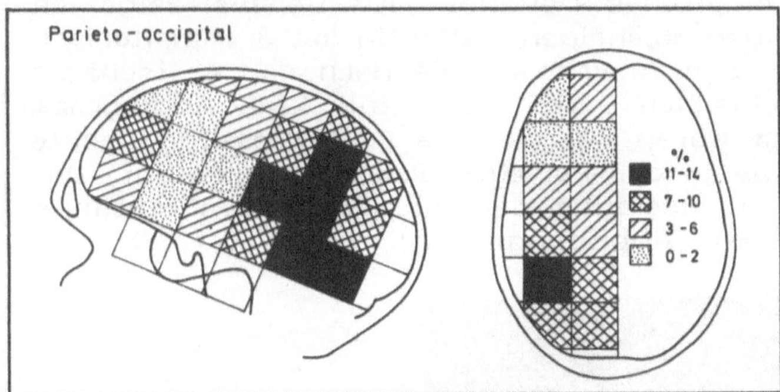

Abbildung 9: Ergebnis der quantitativen EEG-Analyse.

Abbildung 10 zeigt das Angiogramm einer 28jährigen Patientin mit einem schweren Gerstmann-Syndrom. Bei ihr lag ein Verschluß der Arteria gyri-angularis vor. Bei der Durchblutungsmessung fand sich ein ischämischer Fokus überwiegend in der Parietal-Region mit Abnahme der Durchblutungswerte in mehreren Arealen um mehr als 50 %. Gleichzeitig bestand ein hyperämischer Fokus in der Präzentro-Temporalregion mit Zunahme der Durchblutung um ca. 25 %.

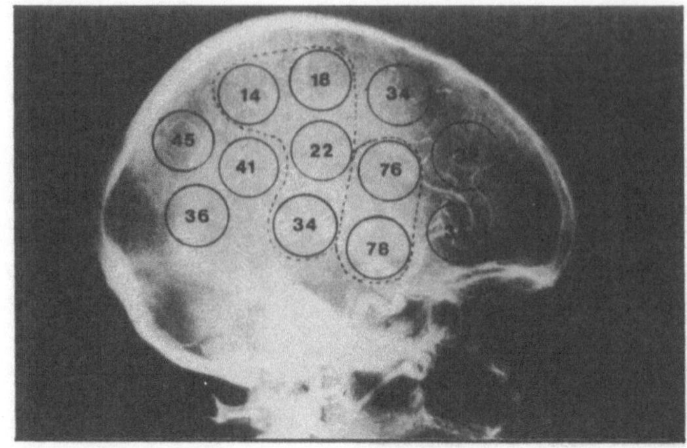

Abbildung 10: Angiogramm einer 28-jährigen Patientin mit einem Verschluß der Arteria gyri-angularis.

Im Gegensatz zu den Patienten mit angiographisch gesicherten Gefäßverschlüssen, bei denen die rCBF-Messung nur noch das Ausmaß der Durchblutungsabnahme im entsprechenden Versorgungsgebiet zeigen kann, ist das Untersuchungsverfahren bei all denjenigen Patienten auch diagnostisch hilfreich, die mit manifesten neurologischen Ausfallerscheinungen eingewiesen werden, im Angiogramm und in der überwiegenden Mehrzahl auch im Computer-Tomogramm keinen pathologischen Befund aufzeigen. Es handelt sich hier um die große Zahl der Patienten mit transitorisch ischämischen Attacken und um Patienten mit reversiblen neurologischen Defiziten. Als Beispiel zeige ich Ihnen das Angiogramm einer 56jährigen Patientin mit 3 transitorisch ischämischen Attacken in der Anamnese, die nach der 4. Ischämie mit einem leichten neurologischen Defizit zur Klinik kam. Angiogramm und Computer-Tomogramm waren normal. Die rCBF-Messung deckte einen hyperämischen Fokus in der Parieto-Temporal-Region auf, der 3 Meßfelder umfaßte und als Residuum der flüchtigen Durchblutungsstörung zu interpretieren ist (Abbildung 11).

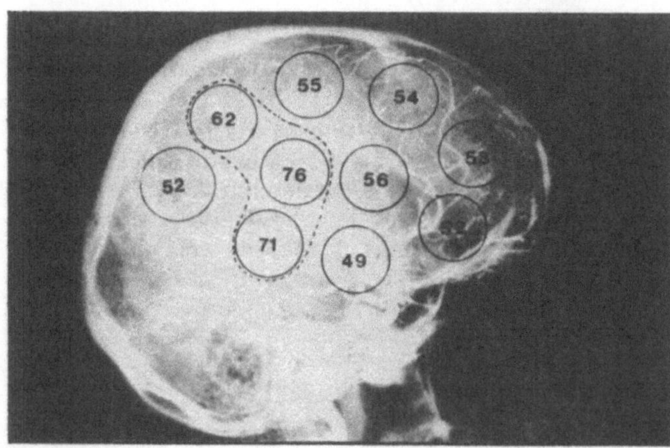

Abbildung 11: Angiogramm einer 56-jährigen Patientin mit hyperämischem Fokus in der rechten Temporo-Parietalregion (gestrichelter Bezirk).

Abbildung 12 zeigt die Auflistung der rCBF-Befunde bei diesem Patientenkollektiv. Diese Patienten sind zu 20 bis 25 % in unserem Krankengut vertreten. Wie Sie der Abbildung entnehmen können, treten bei TIA- und RIND-Patienten alle Störungsmuster der Hirndurchblutung auf: globale Mangeldurchblutungen, globale Mangeldurchblutungen plus ischämischer Fokus, ein ischämischer Fokus oder hyperämischer Fokus allein sowie auch Kombinationen von hyperämischem und ischämischem Fokus. Bei einer kleinen Zahl finden sich auch normale rCBF-Befunde.

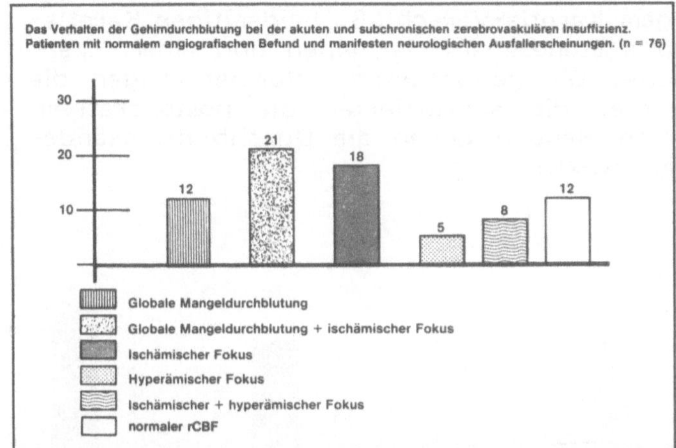

Abbildung 12: Auflistung der Befunde bei Patienten mit akuter und subchronischer zerebrovaskulärer Insuffizienz.

Als letztes Beispiel noch das Angiogramm eines 48jährigen Mannes, der akut eine relativ schwere, armbetonte spastische Hemiparese erlitt, die über mehrere Tage anhielt. Er kam am 3. Tag nach dem Ereignis zur Klinikaufnahme, als die Ausfallerscheinungen schon in Rückbildung begriffen waren. Das Angiogramm zeigte nichts Krankhaftes. Im Computer-Tomogramm war nur eine fragliche, ganz weich begrenzte, hypodene Zone im Versorgungsgebiet der Arteria praecentralis nachweisbar. Bei der rCBF-Messung am 6. Tag konnte jedoch noch ein ausgedehnter ischämischer Fokus in der Präzentro-Zentralregion nachgewiesen werden (Abbildung 13).

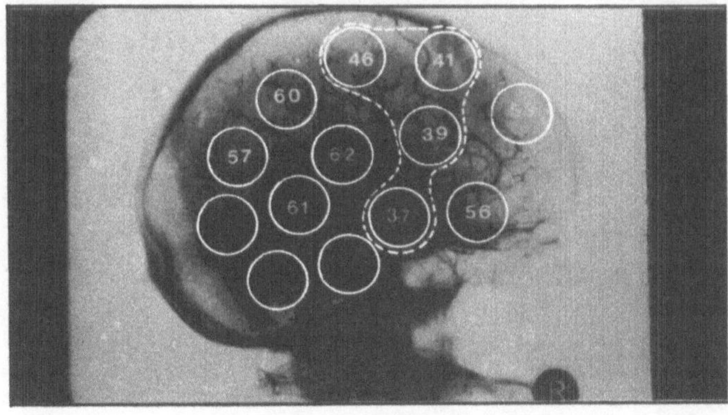

Abbildung 13: Angiogramm eines 48jährigen Mannes mit spastischer Hemiparese.

Das Untersuchungsverfahren hat sich neben dem Nachweis von Durchblutungsstörungen bei Patienten mit gesicherten intrakraniellen Gefäßstenosen und -verschlüssen und bei solchen mit TIA und RIND ohne morphologische Gefäßveränderungen besonders bewährt zur Kontrolle gefäßchirurgischer Maßnahmen. Abbildung 14 zeigt unsere Ergebnisse bei 4 Patientenkollektiven, die prä- und postoperativ untersucht wurden: Es handelt sich um Patienten mit einseitiger Karotis-Stenose, einseitigem Karotis-Verschluß, beidseitiger Karotis-Stenose sowie einer Karotis-Stenose auf der einen und einem -Verschluß auf der Gegenseite. Die gepunkteten Kolumnen zeigen die Durchblutungsausgangswerte, die schraffierten die postoperativen rCBF-Werte. Die schwarzen Hauben geben die Durchblutungsänderungen nach der Operation wieder.

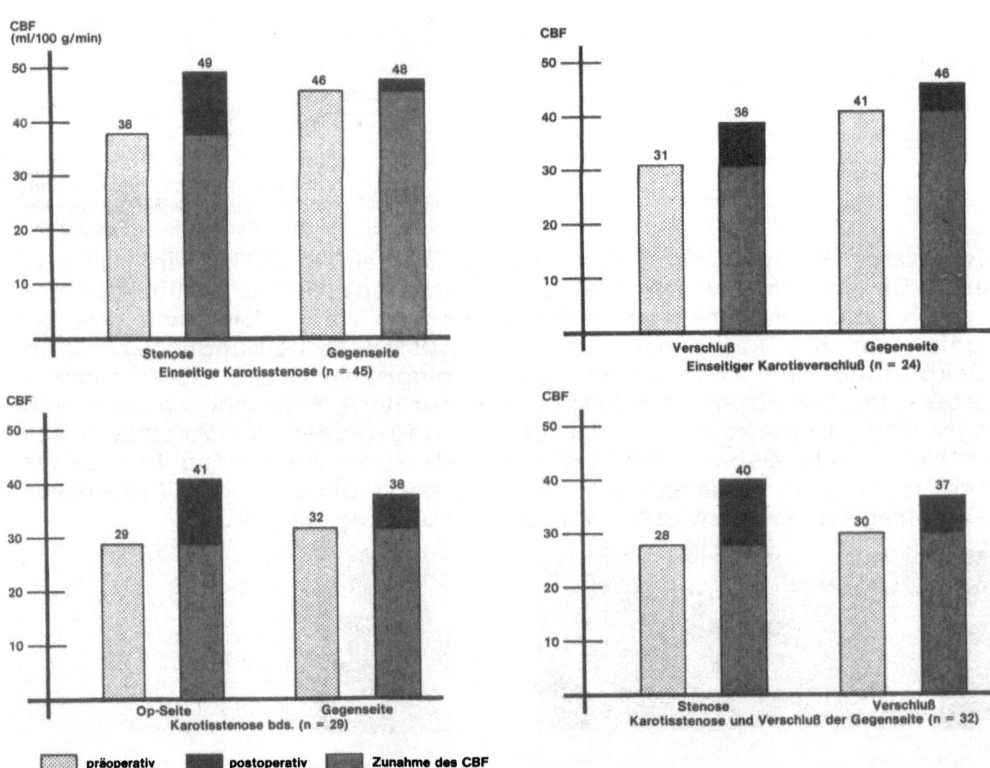

Abbildung 14: Gehirndurchblutungswerte (CBF ml/100 g/min) bei 4 Patientenkollektiven mit extrakraniellen Verschlußkrankheiten der Arteria carotis interna.

Ich kann aus Zeitgründen nicht sehr detailliert auf die Abbildung
eingehen. Ich möchte nur hervorheben, daß jeweils nach der Operation einer Seite im Durchschnitt nicht nur die Durchblutung auf dieser Seite global zunahm, sondern in der Regel auch eine Durchblu-
tungszunahme der Gegenseite bewirkt wurde. Trotz normaler Gefäß-
verhältnisse waren die rCBF-Werte auch auf der Gegenseite häufig
erniedrigt, wahrscheinlich bedingt durch einen relativ gut funktio-
nierenden intrakraniellen Kollateralkreislauf mit Steal-Phänomen auf
der gesunden Seite. Es ist also möglich, durch die Operation einer
einseitigen Karotis-Stenose, durch eine extra-intrakranielle Shunt-
Operation beim Karotis-Verschluß, durch Operation der Stenose auf
der einen Seite bei beidseitiger Stenose und durch Operation der
Stenose bei gleichzeitigem Verschluß der Gegenseite Durchblutungs-
steigerungen nach gefäßchirurgischem Eingriff in beiden Großhirnhemisphären zu erzielen. Die Durchblutungsmessungen wurden jeweils 10 Tage vor der Operation und 4 - 6 Wochen nach der Operation durchgeführt.

Als Beispiel zeige ich Ihnen das Angiogramm einer 53jährigen Patientin mit einer hochgradigen Karotisstenose und global stark gesenk-
ten Durchblutungswerten in der korrespondierenden Hemisphäre. In
der Anamnese 3 TIAs, bei der Aufnahme ischämischer Insult mit manifesten Ausfallerscheinungen, die eine gute Rückbildungstendenz
zeigten. Die Patientin wurde von Herrn Prof. Ungeheuer, Frankfurt,
operiert. Die postoperative Kontrollangiographie zeigt die Beseitigung
der Gefäßstenose. Die rCBF-Kontrolle ergab für die Durchblutungswerte eine globale Zunahme um 30 bis 40 %, womit die hämodynami-
sche Relevanz dieser Stenose eindrucksvoll belegt ist. Ich betreue
diese Patientin inzwischen über 8 Jahre. Sie ist rezidivfrei geblieben
und in ihrem Beruf voll leistungsfähig (Abbildung 15 a und b).

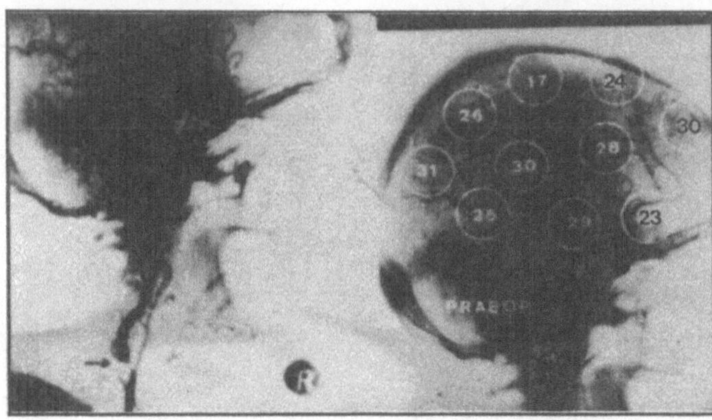

Abbildung 15a: Angiogramm einer
53jährigen Patientin mit Karotis-
stenose – präoperativ.

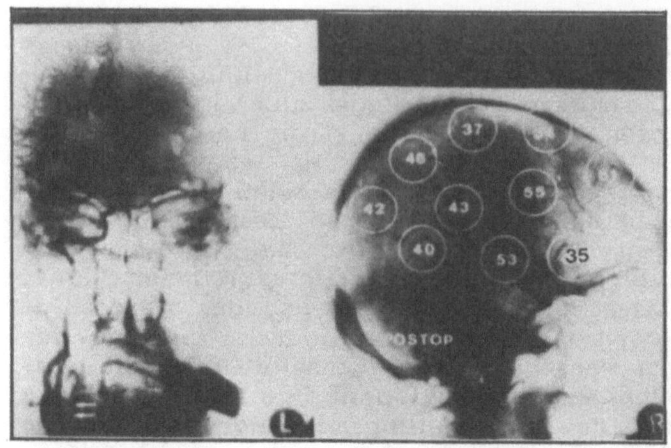

Abbildung 15b: Angiogramm einer 53jährigen Patientin mit Karotisstenose – postoperativ nach operativer Beseitigung der Karotisstenose.

Abbildung 16 a und b gibt ein Beispiel für die extra-intrakranielle Anastomosen-Operation wieder. Es handelt sich um das Angiogramm eines Patienten mit einem Media-Verschluß rechts und einem leichten Hemi-Syndrom links. Der ausgedehnte ischämische Fokus im Versorgungsgebiet der A. cerebri media ist unschwer zu erkennen.

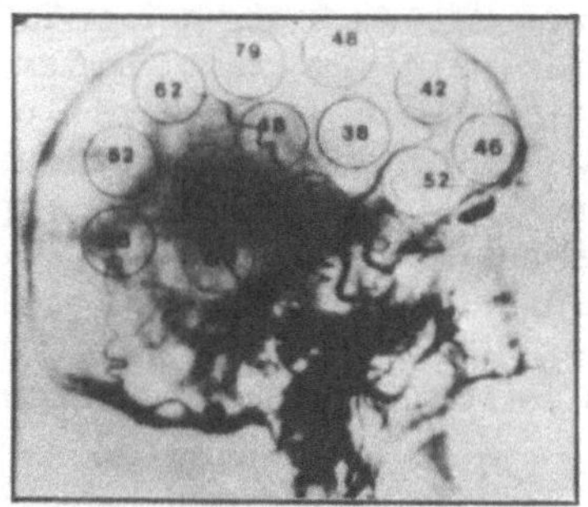

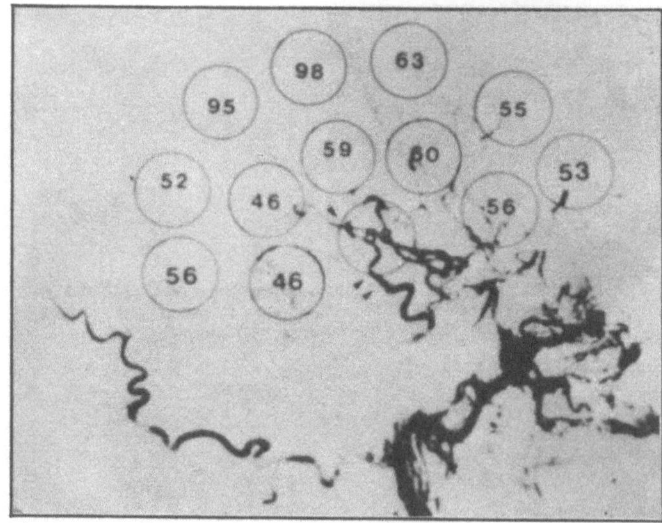

Abbildung 16a/16b: Angiogramm eines Patienten mit einem Media-Verschluß rechts und einem leichten Hemi-Syndrom links vor (16a) und nach einer extra-intrakraniellen Anastomosenoperation (16b).

Bei der extra-intrakraniellen Anastomosenoperation wurde die Arteria temporalis superficialis auf einen Media-Ast verpflanzt. Man erkennt eine deutliche Zunahme der Durchblutung im gestörten Kreislaufgebiet. Die Operation wurde von Herrn Prof. Holbach, Bonn, vorgenommen.

Wir überschauen aus diesem Kollektiv eine Zahl von 42 Patienten, die prä- und postoperativ untersucht wurden. Tabelle 2 gibt zusammenfassend die Ergebnisse wieder.

Prä-postoperative Hirndurchblutungsmessungen bei 42 Patienten mit extra- intrakranieller Anastomosenoperation.

rCBF präoperativ	Fall-zahl	rCBF – postoperativ			Unver-ändert	Ver-schlechtert
		normal	Verbessert global/regional			
1 Normal	4	4	–	–	–	–
2 Ischämischer Fokus	8	–	–	5	2	1
3 Leichte* globale Senkung der Hirndurchblutung + ischämischer Fokus	12	–	2	8	2	–
4 Leichte globale Senkung	4	–	2	–	2	–
5 Mäßige** globale Senkung	10	–	5	–	3	2
6 Störung oder Aufhebung a) der Autoregulation	12	–	–	7	5	–
b) der CO_2-Ansprechbarkeit	6	–	–	2	4	–
Total	42	4	9	22	18	3

* leicht = Hemisphärendurchblutung < 45 ml/100 g/min. und ≥ 40 ml/100 g/min.
** Mäßiggradig = Hemisphärendurchblutung < 40 ml/100 g/min. und ≥ 30 ml/100 g/min.

Prä-postoperative Korrelation von Manifestationstyp, angiographischem Befund und neuro-psychiatrischem Status bei 42 Patienten mit extra-intrakranieller Anastomosenoperation.

Präoperativer Status					Postoperativer Status*			
Symptome	Fall-zahl	angiograph. Befunde			normal	gebes-sert	unver-ändert	ver-schlechtert
		ICO	ICS	MCO				
T.I.A.	6	5	1	0	6	0	0	0
R.I.N.D.	8	6	2	0	5	2	1	0
Hirn-infarkt	28	13	5	10	0	12	12	4
Total	42		42		11	14	13	4
Schweregrad neurol. Ausfälle								
flüchtig, voll reversibel	11	8	3	0	11	0	0	0
leicht	14	11	2	1	0	12	3	0
mäßiggradig	8	2	2	4	0	2	4	2
schwer	9	3	1	5	0	2	5	2
Total	42	24	8	10	11	16	12	4

* Zeitintervall zwischen prä- und postoperativem Status = 6 Monate.

T.I.A. = Transitorisch-ischämische Attacke.   ICO = Verschluß der A. carotis interna.
R.I.N.D. = Reversibles intermittierendes neurologisches Defizit.   ICS = Stenose der A. carotis interna.
MCO = Verschluß der A. cerebri media.

Tabelle 2a/2b: Zusammenfassung der Ergebnisse.

rCBF-Funktionsuntersuchungen

Die folgenden 2 Abbildungen veranschaulichen die Bedeutung der r C B F - F u n k t i o n s m e s s u n g e n. Wir können uns bei Patienten mit gestörter Hirndurchblutung durch Änderung des Blutdrucks oder des arteriellen CO_2-Drucks über die Reaktionsfähigkeit der Hirngefäße ein recht gutes Bild machen. In Abbildung 17 a ist die Durchblutungskarte einer Patientin mit einem Media-Teilverschluß abgebildet: ischämischer Fokus plus hyperämischer Fokus.

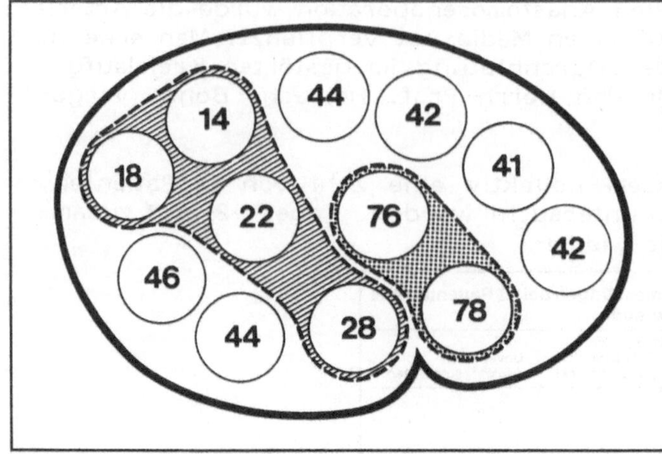

Abbildung 17a: Kombination von ischämischem und hyperämischem Fokus bei Mediateilverschluß am zweiten Tag nach Einsetzen der klinischen Symptome.

▨ = Ischämischer Fokus

▨ = Hyperämischer Fokus

Die Zahlen in den Meßfeldern geben die Werte für die regionale Gehirndurchblutung in ml/100 g/min.

Nach Abfall des Blutdrucks um 20 mm Hg von 165 auf 145 mm Hg tritt in den normal durchbluteten Arealen keine Veränderung ein. Die schraffierten Sektoren in den Meßfeldern der ischämischen oder hyperämischen Areale zeigen aber eine Abnahme der Durchblutung als Ausdruck der gestörten oder aufgehobenen Autoregulation der Gefäße in diesen Gebieten an (Abbildung 17 b). Sie sehen daraus, daß es z. B. gefährlich sein kann, bei einem Patienten mit einem ischämischen Insult den erhöhten Blutdruck <u>auf Normalwerte</u> zu senken. Sie müssen damit rechnen, daß wegen der Störung der Autoregulation im geschädigten Gebiet eine weitere druckpassive Abnahme der Durchblutung erfolgt.

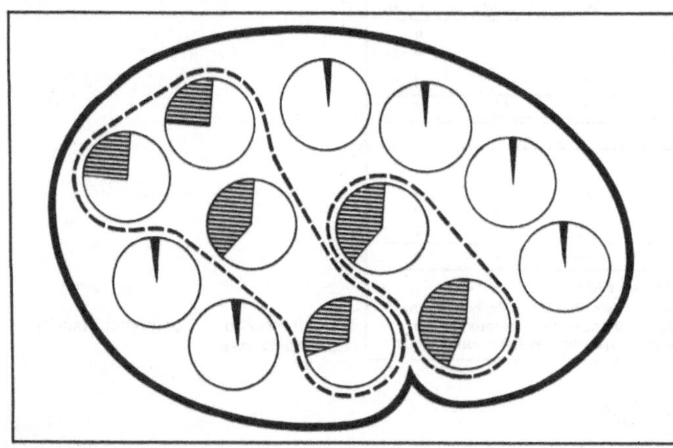

Abbildung 17b: Verlust der Autoregulation im ischämischen und hyperämischen Fokus bei Blutdrucksenkung von 165 auf 145 mm Hg arteriellen Mitteldrucks.

◑ = −25%   ◑ = + 25%

Abnahme des rCBF in den ischämischen/hyperämischen Bezirken um 15 bis 20 Prozent bei unveränderten Durchblutungswerten in den normal regulierten Arealen.

Abbildung 18 a und b gibt ähnliche Veränderungen bei der Änderung des $apCO_2$ wieder. Die Abbildung zeigt einen ischämischen Fokus in der Parietal-Region. Nach Erhöhung des $apCO_2$ von 38 auf 46 mm Hg findet sich eine deutliche Zunahme der Durchblutung in den gesunden Arealen - durch schwarze Sektoren in den Meßfeldern gekennzeichnet -, während sich im ischämischen Fokus eine Durchblutungsabnahme zeigt (schraffierte Sektoren). Wir sprechen hier von einem sogenannten intrazerebralen Steal-Phänomen.

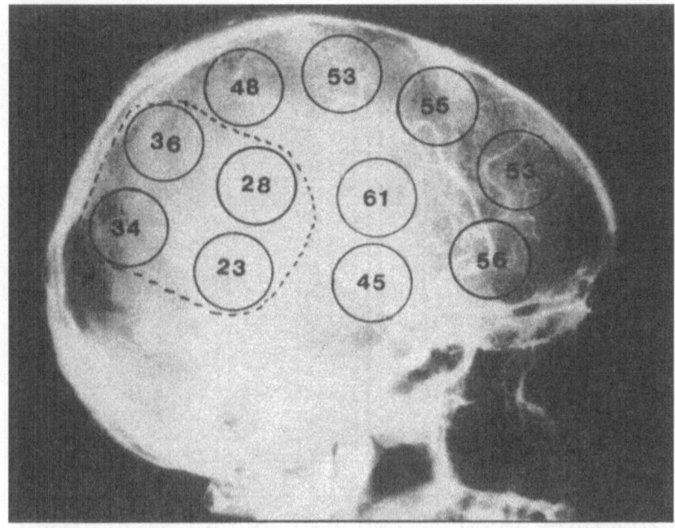

Abbildung 18a: Ischämischer Fokus in der Parietalregion.

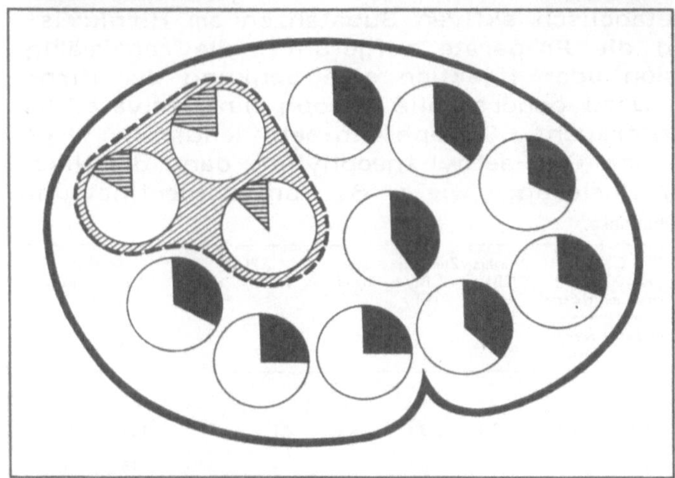

Abbildung 18b: Intrazerebrales Steal-Phänomen – Störung oder Verlust der CO_2-Ansprechbarkeit der Gefäße im ischämischen Fokus nach Inhalation von CO_2. Bei regelrechter Reaktion der Gefäße in den normal durchbluteten Hirnregionen mit Zunahme der zerebralen Durchblutung um 15 bis 20 Prozent, Abfall der Durchblutung in den bereits mangeldurchbluteten Arealen um durchschnittlich 10 bis 15 Prozent.

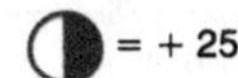

Änderung des $apCO_2$ von 38 auf 46 mm Hg.

rCBF-Messungen zur Überprüfung der Wirksamkeit von Pharmaka

Eine weitere Einsatzmöglichkeit der intraarteriellen Xenon-Clearance betrifft die Überprüfung der Wirksamkeit von Pharmaka am Hirnkreislauf. Sie sehen in Tabelle 3 als Beispiel für ein Präparat (Bencyclan) eine solche Durchblutungskarte. Ich bitte zu entschuldigen, daß ich Ihnen diese unübersichtliche Tabelle zeige, aber sie verdeutlicht, welch ein großer Aufwand erforderlich ist, pro Patient, pro Meßfeld und pro Medikament regionale Durchblutungsänderungen vor und nach Gabe von Medikamenten zu belegen.

35

Tabelle 3: Durchblutungskarte nach Bencyclan-Infusionen.

DER EINFLUSS INTRAVENÖSER BENCYCLANINFUSIONEN (8 mg/Min.) AUF DIE ÖRTLICHE GEHIRNDURCHBLUTUNG BEI KRANKEN MIT CEREBROVASCULÄRER INSUFFIZIENZ IM WACHZUSTAND.

FALL Nr.	FRONTAL rCBF v	w	PRÄZEN-TRAL rCBF v	w	ZENTRAL rCBF v	w	PARIETAL rCBF v	w	TEMPORAL MITTE rCBF v	w	TEMPORAL VORN rCBF v	w	INSEL-REGION rCBF v	w	OCCIPI-TAL rCBF v	w	rCBF GESAMT-MITTEL-WERTE v	w	CBF VERÄN-DERUNG IN ml	CBF VERÄN-DERUNG IN %	RR v	w	AKTUELL-CO₂-ART v	w
1	29	25	33	24	29	24	32	23	24	18	38	26	35	27	37	26	**31**	**24**	-7^{xx}	-23^{xx}	136	117	36	35
2	47	28	48	38	53	36	40	31	27	21	31	24	41	28	34	18	**38**	**27**	-11^{xx}	-28^{xx}	100	93	34	34
3	20	27	–	–	27	26	30	28	24	24	21	30	26	25	31	26	**22**	**22**	$+1$	$+4$	133	126	38	38
4	21	20	25	21	28	22	16	19	29	29	36	35	28	29	27	30	**27**	**25**	-1	-4	133	126	38	39
5	28	27	28	28	27	26	30	28	31	24	33	30	26	25	33	22	**26**	**23**	-3	-12	130	130	38	37
6	36	35	38	32	39	31	47	43	38	32	40	46	38	35	37	33	**39**	**36**	-2	-6	130	126	40	43
7	31	28	27	24	31	24	34	29	37	29	40	36	41	33	38	31	**34**	**29**	-5^{xx}	-15^{x}	153	146	38	45
8	30	27	36	29	37	30	39	33	26	20	31	28	30	25	28	21	**32**	**27**	-5^{x}	-16^{x}	153	146	39	40
9	42	40	44	43	41	42	45	44	44	45	34	45	39	44	47	46	**41**	**42**	$+0,3$	$+0,7$	120	117	39	36
10	27	25	32	31	32	28	32	30	36	34	30	27	33	32	44	42	**32**	**32**	$-0,3$	$-1,1$	150	136	40	38
11	40	39	38	33	44	38	46	40	38	38	37	39	19	20	37	38	**37**	**36**	-1	-3	130	130	37	38
12	34	24	32	34	38	18	22	12	23	18	35	32	37	36	–	26	**32**	**24**	-7^{xx}	-23^{xx}	106	106	38	40
13	45	37	42	41	48	40	49	48	52	49	58	49	48	47	45	47	**48**	**46**	-1	-3	113	118	34	40
14	47	43	46	46	48	46	54	51	49	45	49	48	44	48	47	48	**47**	**45**	-2	-5	106	106	37	35
15	46	43	52	49	49	39	43	44	51	52	50	50	53	48	52	51	**48**	**47**	-3	-9	129	123	36	32
TOTAL	34	31	34	31	38	31	33	33	35	31	37	36	35	32	35	33	**36**	**32**	-3	-9	129	123	37	38

Ich möchte Ihnen zum Abschluß noch 4 Tabellen zeigen zum Effekt von vaso- oder sog. metabolisch aktiven Substanzen am Hirnkreislauf. In Tabelle 4 sind die Präparate aufgeführt, die regelmäßig nach intravenöser Infusion oder Injektion eine Senkung der Hirndurchblutung bewirken. Dazu gehören alle Theophyllin-Derivate. Im einzelnen haben wir untersucht: Theophyllin-aethylendiamin, Hydroxy-aethyl-theophyllin und Oxy-aethyl-theophyllin, dann die Nikotinsäurederivate in hoher Dosierung, wie z. B. Xantinolnicotinat und

Tabelle 4: Hirndurchblutungssenkende Pharmaka.

Präparat	Fall-zahl	Dosie-rung (mg)	CBF (ml/100 g/min) Gesamtmittelwerte aus 10 Reg. pro Pat.-Kollektiv vor	nach	Abnahme/Zunahme CBF (ml)	CBF (%)	Stat. Signif.	APCO₂ vor	nach	MABP vor	nach
I. Theophyllinderivate											
Theophyllin-äthylendiamin	15	480	38,2	31,4	− 7,8	−20,4	×××	41	35	125	110
Hydroxy-äthyl-theophyllin	10	440	39,8	32,0	− 7,2	−18,1	×××	39	34,5	116	106
Oxy-äthyl-theophyllin	10	440	42,5	35,1	− 7,1	−16,7	×××	37	33	110	102
Nikotinsäurederivate											
Xantinolnicotinat	18	600	36,5	29,5	− 7,0	−19,1	×××	40	35	118	112
β-Pyridyl-carbinol	8	300	37,5	31,8	− 5,5	−14,7	×	39	36	126	119
Raubasin	8	25	39,4	33,7	− 5,7	−14,8	××	39	37	128	110
Naphtidrofuryl	8	100	43,6	38,5	− 5,1	−11,6	×	38	38,5	112	109

Zeichenerklärung: CBF = Gehirndurchblutung (ml/100 g/min), Korr. für apCO₂ = 40 mm Hg
APCO₂ = arterieller Kohlensäuredruck (mm Hg)
MABP = arterieller Mitteldruck (mm Hg)
Stat. Signifikanzen: (Wilcoxen-Test, gepaarter T-Test)
× = Irrtumswahrscheinlichkeit 5 %, ×× = Irrtumswahrscheinlichkeit 1 %, ××× = Irrtumswahrscheinlichkeit 0,1 %

ß-Pyridyl-carbinol und schließlich Raubasin und Naphtidrofuryl. Alle diese Substanzen bewirken eine Reduktion der bereits zuvor erniedrigten zerebralen Durchblutung.

In Tabelle 5 sind Medikamente aufgeführt, die überhaupt keinen Effekt auf die Hirndurchblutung ausüben. Diese Tabelle ließe sich um eine große Zahl von Präparaten verlängern (wenn gewünscht, kann ich dazu in der Diskussion noch einiges sagen). In der Tabelle aufgeführt sind: Lävulose-5%-Lösung, deswegen, weil sie uns als Trägersubstanz diente, Dihydroergotoxin (unter verschiedenen Namen im Handel), Bencyclan, Hexobendin und Nicergolin. Alle diese Stoffe haben nach intravenöser oder intrakarotidialer Gabe keinen Effekt auf die Hirndurchblutung und - wie wir aus anderen Studien wissen - auch keinen Effekt auf den zerebralen Sauerstoffverbrauch.

Tabelle 5: Pharmaka ohne Einfluß auf die Hirndurchblutung.

Präparat	Fall-zahl	Dosie-rung (mg)	CBF (ml/100 g/min) Gesamtmittelwerte aus 10 Reg. pro Pat.-Kollektiv vor	nach	Abnahme/Zunahme CBF (ml)	CBF (%)	Stat. Signif.	APCO$_2$ vor	nach	MABP vor	nach
Laevulose 5 %	6	250 ml	44,8	46,0	+ 1,2	+ 2,6	—	38,5	40	116	118
Dihydroergotoxin	10	0,3	35,6	35,9	+ 0,3	+ 0,8	—	37	36	104	98
Dihydroergotamin	6	1	44,1	43,4	– 0,7	– 1,6	—	43	41	96	100
Proxazol	6	40	33,9	33,0	– 0,9	– 2,7	—	40	41	112	108
Bencyclan	18	150	36,1	32,8	– 3,3	– 9,1	—	37,5	38,5	129	123
Hexobendin	10	10	38,5	39,1	+ 0,6	+ 1,5	—	36,5	38	112	110
Nicergolin	10	5	43,1	43,5	+ 0,3	+ 0,7	—	39	39	115	114

Die Tabelle 6 zeigt 4 Pharmaka, die sich bei unseren Untersuchungen anders verhielten als alle bis dahin untersuchten Stoffe. Es handelt sich um Centrophenoxin, Extract. sang. deprotein., Pyrithioxin (Encephabol®) und Piracetam. Diese 4 Substanzen zeigten ausschließlich und regelmäßig, und zwar sowohl bei gesunden Personen als auch bei Kranken, in normal durchbluteten und ischämischen Arealen eine Zunahme der Durchblutung in der grauen Substanz, während die Durchblutung der weißen Substanz praktisch unbeeinflußt blieb. Wir können diesen Effekt auch unter Berücksichtigung

Tabelle 6: Pharmaka mit durchblutungssteigerndem Effekt in der grauen Substanz.

Präparat	Fall-zahl	Dosie-rung (mg)	CBF (ml/100 g/min) Gesamtmittelwerte aus 10 Reg. pro Pat.-Kollektiv vor	nach	Abnahme/Zunahme CBF (ml)	CBF (%)	Stat. Signif.	APCO$_2$ vor	nach	MABP vor	nach
Centrophenoxin	18	1 000	38,0	41,8	+ 3,8	+ 7,6	—	36,5	37	94	96
rCBF-grau			71,5	80,7	+ 9,2	+11,4	×				
Extract. sanguin. deprotein.	18	80 ml +	41,2	43,5	+ 2,4	+ 5,7	—	37,5	36	102	104
rCBF-grau		(250 ml 20 %)	78,6	84,6	+ 6,0	+ 7,6	× × ×				
Pyrithioxin (Encephabol®)	12	400	42,6	46,0	+ 3,2	+ 7,9	—	39,5	38	108	110
rCBF-grau			74,5	82,8	+ 8,3	+11,2	×				
Piracetam	18	10 g	41,6	45,6	+ 4	+12,3	—	38,5	39,5	106	108
rCBF-grau			80,0	90,0	+10	+18,9	×				

der sonstigen Eigenschaften dieser Stoffe nicht als vasoaktive Wirkung interpretieren. Es handelt sich vermutlich um einen Sekundäreffekt nach primärer Aktivierung des oxydativen Ganglienzellenstoffwechsels.

In Tabelle 7 sind einige Stoffe aufgeführt, die tatsächlich nach i.v. Applikation die Hirndurchblutung - und ich muß gleich dazu sagen: kurzfristig - verbessern. Es sind dies: Papaverin, Moxaverin, Kollateral, Vincamin und niedermolekulares Dextran. Dextran-40-Lösung vermag nach Gabe von initial 500 ml und weiteren 500 ml pro Tag tatsächlich über einen längeren Zeitraum die zerebrale Durchblutung zu verbessern. Vincamin, Kollateral und Moxaverin besitzen einen Effekt für eine Dauer von höchstens 10 bis 15 Minuten. Nach dieser Zeit sinken die Durchblutungswerte sogar unter die Ausgangswerte ab. Papaverin wird heute therapeutisch kaum angewandt, da es in hoher Dosierung erhebliche Nebenwirkungen besitzt. Auch seine Wirkungsdauer beträgt höchstens 10 Min.

Tabelle 7: Pharmaka, die kurzfristig die Hirndurchblutung steigern.

Präparat	Fall-zahl	Dosie-rung (mg)	CBF (ml/100 g/min) Gesamtmittelwerte aus 10 Reg. pro Pat.-Kollektiv vor	nach	Abnahme/Zunahme CBF (ml)	CBF (%)	Stat. Signif.	$APCO_2$ vor	nach	MABP vor	nach
Papaverin	5	60	42,0	46,5	+ 4,5	+10,7	××	39	39,5	127	122
Aethyl-Benzyl-dimethoxy-isochinolin	6	150	38,5	43,7	+ 5,2	+14,5	×××	38	40	123	116
Moxaverin (Kollateral)	15	150	41,8	46,7	+ 4,9	+11,8	×××	41	39	115	111
Vincamin	10	30	35,5	37,0	+ 1,5	+ 6,1	×	36	36,5	129	127,5
Niedermolekulares Dextran	12	500	39,6	43,6	+ 4,0	+ 9,9	×	38	37	112	116

rCBF-Korrelationsstudien

Zum Abschluß möchte ich Ihnen noch eine Abbildung zu Korrelationsstudien demonstrieren. Wir haben bei Patienten mit Mediastamm- oder
-teilverschlüssen oder Karotis-Verschlüssen entsprechende Untersuchungen durchgeführt. Die Patienten wurden einer extra-intrakraniellen Bypass-Operation unterzogen. Wir haben vor und nach der
Operation - etwa 14 Tage vorher und 4 bis 6 Wochen nachher - sowohl die neuropsychiatrischen Ausfälle als auch das EEG quantifi-
ziert und die Hirndurchblutung in diesen Abständen gemessen. Wie
Sie aus Abbildung 19 ersehen, konnten bei diesem homogenen Patientenkollektiv im neuropsychiatrischen Status, im EEG und bezüglich der Hirndurchblutung durch die extra-intrakranielle Gefäßopera-
tion signifikante Verbesserungen erreicht werden. Entsprechende
Korrelationsstudien sind für den Nachweis der Wirksamkeit von Pharmaka z. Zt. in Arbeit. Wir erhoffen uns von diesen Untersuchungen
verläßlichere Daten zur Beurteilung der Langzeitwirkung der zerebral vaso- oder metabolisch aktiven Substanzen.

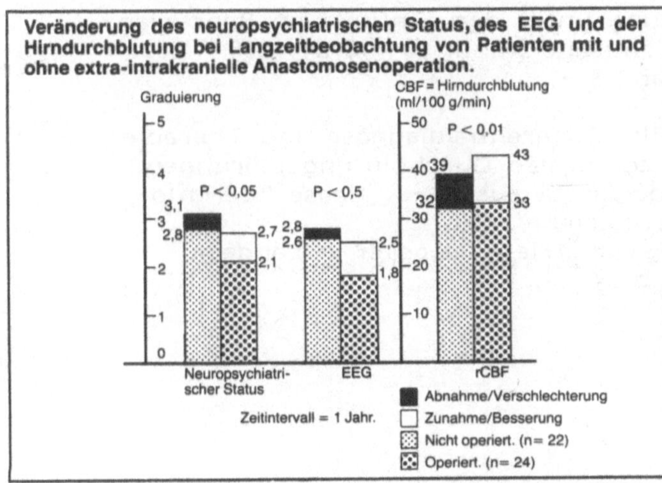

Abbildung 19: Korrelationsstudien bei Patienten mit Mediastamm- oder -teilverschlüssen oder Karotis-Verschlüssen vor und nach einer extra-intrakraniellen Bypass-Operation. Darstellung von neuropsychiatrischem Status, EEG und rCBF.

Vielen Dank für Ihre Aufmerksamkeit.

Quellen von Abbildungen/Tabellen:

HERRSCHAFT, H.: Die quantitative Messung der örtlichen Hirn-
durchblutung.
Herz/Kreislauf 6, 4 a (1974), 220 - 239
- Abb. 2 a, 2 b, 3 a, 3 b, 4 -

HERRSCHAFT, H.: Die regionale Gehirndurchblutung.
Springer-Verlag, Berlin, Heidelberg, New
York 1975
- Abb. 7, 10, 11, 15 a, 15 b -

HERRSCHAFT, H.: Pathophysiologische Grundlagen zerebraler
Durchblutungs- und Stoffwechselstörungen.
Deutsches Ärzteblatt 51/52 (1978), 3095 - 3106
- Abb. 17 a, 17 b, 18 b -

HERRSCHAFT, H., Das Verhalten der regionalen Gehirndurch-
GLEIM, F., blutung unter dem Einfluß von Bencyclan.
SCHMIDT, H., Medizinische Klinik 70 (1975), 896 - 903
DUUS, P.: - Tab. 3 -

HERRSCHAFT, H.: Klinik, Differentialdiagnose und Therapie
der zerebralen Durchblutungsstörungen.
Sonderdruck aus H.-J. Haase "Geronto-
psychiatrie",
5. Psychiatrie-Symposion in Landeck
- Tab. 4, 5, 6, 7 -

Integrierte Psychopharmako- und Psychotherapie bei der Rehabilitation multimorbider Alterskranker im Allgemeinkrankenhaus

C. HERZMANN

Herr Vorsitzender,
sehr verehrte Kolleginnen und Kollegen,

psychische Störungen bei hochbetagten Alterspatienten werden immer noch allzu häufig überwiegend als irreversible Abbauerscheinungen und als nicht mehr kompensierbare Defekte angesehen. Aus einer solchen Beurteilung erwächst verständlicherweise therapeutische Resignation. Daß stattdessen etwas mehr Optimismus angezeigt ist, möchte ich in einem kurzen Erfahrungsbericht erläutern.

Dabei darf ich einem bestimmten, besonders häufigen Phänomen den Vorrang geben, nämlich dem der nicht selten übersehenen depressiven Syndrome bei Alterspatienten. Meinem Bericht liegt schlicht zugrunde, was mir in diesem Zusammenhang bei klinischer Alltagsarbeit auf der geriatrischen Abteilung eines modernen Allgemeinkrankenhauses auffiel. Der damit gegebenen Subjektivität bin ich mir bewußt. Einige Rechtferigung für meinen Bericht darf ich aber darin sehen, daß kaum Studien über depressive Syndrome bei hochbetagten Patienten aus nichtpsychiatrischen Institutionen existieren. Ich darf also berichten über eine Gruppe von Patienten mit einem Durchschnittsalter von über 78 Jahren.

Die Kasuistik, über die ich Ihnen referiere, entstand durch Hereinnahme jedes, ab einem bestimmten Stichtag dieser geriatrischen Abteilung zugeführten Patienten, bis wir einen Überblick über 100 Patienten mit einem Alter von über 65 Jahren hatten. Von diesen 35 Männern und 65 Frauen waren 80 Patienten zwischen 70 und 94 Jahren alt, davon die Hälfte zwischen 75 und 85; die restlichen 20 Patienten hatten ein Alter von 65 - 70 Jahren.

Durchweg bestand Multimorbidität mit im Durchschnitt 4 parallelen Diagnosen pro Patient. Ein Drittel unserer Patienten hatte allerdings wesentlich mehr Diagnosen; einzelne brachten es auf bis zu 10 Diagnosen.

Besonders hervorstechend waren in diesem Zusammenhang zwei

Punkte, einmal waren bei 3/4 unserer Patienten kardiale Insuffizienzen und/oder Herzrhythmusstörungen vorhanden. Zum anderen wäre zur Charakteristik unseres Krankengutes festzustellen, daß nur 15 der 100 Patienten bei der Aufnahme steh- und mit Hilfe gehfähig waren, alle anderen nicht.

Entwickelt hatte sich diese Situation einer Anhäufung zunächst nur als schwerstpflegebedürftig zu bezeichnender Patienten aus dem Umstand, daß wir für diese neben zahlreichen modernen Fachabteilungen institutionalisierte, rein geriatrische Abteilung Schwierigkeiten bei der Definition spezifischer Aufnahmekriterien hatten. Der Schweregrad der Erkrankungen unserer Patienten läßt sich auch daran ermessen, daß wir, obwohl durch Integration der geriatrischen Abteilung in ein Schwerpunktkrankenhaus mit allen einschlägigen Fachabteilungen eine optimale Versorgungsmöglichkeit für alle Komplikationen gegeben war, daß wir also von unseren 100 Patienten immerhin 19 Patienten auf der Intensivstation oder in anderen Fachabteilungen des Hauses oder auf der eigenen Abteilung verloren. 4 völlig fehlplazierte Patienten verlegten wir in entsprechende Fachabteilungen.

In einem mühseligen Prozeß konnten eine zunächst erdrückende Pflegeheimatmosphäre und der Charakter der Abteilung als letzte klinische Versorgungsmöglichkeit durchbrochen werden und gegen alle Skepsis ein Rehabilitationsprogramm aufgebaut werden. Für dieses Rehabilitationsprogramm blieben 77 Patienten: nur 11 dieser Patienten boten keine psychischen Alterationen.

Von den für unser Thema in Betracht zu ziehenden 66 hochbetagten Patienten mit psychischen Störungen waren 5 Patienten irreversibel dement.

Der besonderen Erwähnung bedarf, daß uns 5 weitere Patienten zunächst ebenfalls als dement erschienen, 3 dieser zuletztgenannten Patienten hatten jedoch über Wochen hinweg lang hingezogene Funktionspsychosen. In einem Fall bestand ein B_{12}-Mangel, im zweiten Fall lag anstelle eines zunächst angenommenen zerebralen Insults ein chronisches subdurales Hämatom vor; im dritten Fall hatte eine Kortikoidpsychose bei Kortikoidanwendung im Rahmen einer Systemerkrankung ein psychisches Zustandsbild mitverursacht, das eine Demenz vortäuschte: nach Korrektur der Medikation kam es zur vollen Remission der psychischen Veränderungen; ebenso fanden sich sehr gute Besserungen in den beiden anderen Fällen nach B_{12}-Substitution bzw. nach neurochirurgischer Intervention. Die beiden weiteren, primär dement erscheinenden Patienten waren derartig depressiv stuporös, daß auch der psychiatrisch Erfahrene die Diagnose eingangs verfehlte.

Bei den restlichen 55 Patienten waren depressive Syndrome, depres-

sive Färbungen der Zustandsbilder oder depressiv getönte Wesensän-
derungen von Anfang an aufzudecken, allerdings häufig nur mit viel
Geduld. Bei diesen depressiven, hochbetagten Alterspatienten war
weitgehend die Eigeninitiative erloschen; viele betrachteten sich als
aufgegeben oder hatten sich bereits selbst aufgegeben, und das
Verhalten dieser Alterspatienten hatte oft zunächst nur an einen
Persönlichkeitsabbau denken lassen. Eingehende Bemühungen und
schrittweise erweiterbare Gespräche ließen dann aber die depressive Symptomatik deutlich werden.

Dabei hatten wir es nur in 6 Fällen mit gealterten, depressiven Patienten, also mit Patienten, die eine endogene Depression in der
"präsenilen" Vorgeschichte aufwiesen, zu tun. Bei 21 Patienten fanden wir eine reaktive Depression, und bei 29 Patienten war eine depressiv gefärbte Funktionspsychose festzustellen. Hierbei war aber
nahezu typisch bei erster Besserung, wenn die Betroffenen ihre Lage klar zu erfassen begannen, eine zusätzliche depressive Reaktion
zu verzeichnen.

Das bedeutet: bei 2/3 unserer Alterspatienten hatten wir es auch
und vordringlich mit depressiven Syndromen zu tun.

Als wir dem Kernerlebnis dieser Zustandsbilder nachgingen, stießen
wir letztlich auf ein nahezu einheitliches Bild. Es fand sich immer
wieder bei unseren schwerstpflegebedürftigen Patienten ein depressi-
ves Erleben von Isolation mit ängstlicher Hilflosigkeit. Das depressive Zustandsbild setzt häufig beim Verlust vertrauter Bezugspersonen ein, und schließlich bestand fast stets ein Erleben scheinbar
völliger Abhängigkeit von der ungewissen Willkür anderer und Frem-
der. Hoffnung auf Besserung war bei den meisten alten Patienten
verlorengegangen; Passivität und Apathie beherrschten durchweg
das Zustandsbild.

Wir haben uns bei dieser Häufigkeit von depressiven Syndromen bei
unseren Alterspatienten, die ja in allgemeiner gehaltenen und brei-
ter angelegten Studien bei alten Menschen auch schon auf 4- bis
6mal häufiger als im jüngeren Erwachsenenalter veranschlagt werden,
gefragt, ob im alternden Gehirn etwa eine vorgebahnte Depressions-
schiene bereit liege, und unsere Frage für uns selbst hypothetisch
bejaht, um überhaupt ein Therapiekonzept entwickeln zu können.
Dabei stützten wir uns auf die Thesen von Birkmayer und Frolkis
über eine besondere Neigung zu Transmittermangel im höheren Lebensalter und auf die Studien von John Stirling Meyer u. a. über
Transmittermangel in chronisch ischämischen zerebralen Regionen.

Unter dieser Vorstellung mußte das angesteuerte Ziel also eine Verbesserung des Transmitterhaushaltes sein! Deshalb setzten wir als
ersten psychiatrischen Therapieschritt - und dabei neben unserer
Auffassung auch alter Gepflogenheit folgend - die internistische Ba-

sistherapie.

Nach intensiver internistisch-neurologischer Diagnostik wurde zunächst für die sich daraus ergebenden therapeutischen Konsequenzen gesorgt. Besondere Berücksichtigung fand dabei wie üblich die Verbesserung der kardiopulmonalen Leistungsfähigkeit, der Ausgleich von Flüssigkeits- und Elektrolythaushalt und die Sanierung vorliegender entzündlicher Prozesse.

Neben der direkten therapeutischen Einwirkung auf das erkrankte Organsystem und Funktionssystem war dabei unser Ziel, über diese Schiene einen verbesserten Substrat- und Energiestoffwechsel im Bereich der Nervenzellen des ZNS zu erreichen und damit letztlich - über die entsprechenden Zwischenglieder - auch den Transmitterhaushalt zu verbessern, also gewissermaßen mit internistischen Mitteln eine antidepressive Therapie zu betreiben.

Wir begannen, das darf ich wiederholen, unter solcher Vorstellung gegen das resignierende Erlebnis von Hinfälligkeit, Behinderung und Isolation und Abhängigkeit unserer depressiven Alterskranken mit diesem ersten internistischen Schritt - genauer eigentlich: internistisch-neurologischen Schritt - und kombinierten so den Versuch der Beeinflussung etwaiger Funktionspsychosen mit unserem Konzept einer antidepressiven internistischen Basistherapie.

Sobald diese Basistherapie einen stabilen Effekt zeigte, wagten wir dann, zusammen mit nootropen Substanzen - wie sie in den vorausgegangenen Referaten beschrieben wurden - oder auch ohne Kombination hiermit, den Einsatz von Antidepressiva.

In Kombination mit Pyritinol (Encephabol®) verwendeten wir 9 x Maprotilin, und 23 x gaben wir nur Maprotilin. In Kombination mit Pyritinol verwendeten wir zudem 5 x Lofepramin (Gamonil®) und 3 x nur Lofepramin. Dies geschah jeweils unter genauester EKG-Kontrolle, wie sie eigentlich nur unter klinischen Bedingungen in der von uns angewendeten Häufigkeit möglich ist.

Wo wir Risiken - kardiale Risiken -, insbesondere in Form von Blockbildern, von Arrhythmien oder QT-Zeit-Verlängerungen, auf deren Bedeutung in diesem Zusammenhang von uns an anderer Stelle hingewiesen wurde, sahen, gaben wir nur Pyritinol, weil wir bei dieser Substanz bereits früher antidepressive Eigenschaften bemerkt hatten, die inzwischen auch von anderer Seite bestätigt wurden, und zugleich vor allem, weil Kontraindikationen für Pyritinol - insbesondere im höheren Lebensalter - auch bei kardialen Risiken nicht bekannt geworden sind.

Zurück zu den Antidepressiva, zu den eigentlichen Antidepressiva, müßte ich in diesem Zusammenhang sagen. Die Dosierungen der Antidepressiva setzten wir auf ein Drittel bis zur Hälfte der üblichen Erwachsenendosis fest.

Der Effekt war bei dieser Dosierung zumeist voll hinreichend. Dieser Umstand hat mit Blutspiegelkontrollen inzwischen seine Erklärung gefunden. Mit geringeren Dosierungen gelangt der Alterspatient auf gleiche Blutspiegel von Antidepressiva wie der jüngere Patient mit höherer Dosierung.

Dieser vorsichtigen antidepressiven Medikation als zweitem Schritt nach der internistisch-neurologischen Basistherapie ließen wir als dritten Schritt, unter genauer Verfolgung mit einer Kontrolliste, die 90 Punkte umfaßte - mit einer Kontrolliste also über alle wesentlichen Funktionen, die der Alltag mit sich bringt -, ein gezieltes Training folgen, sobald die antidepressive Wirkung der Medikation zu greifen begann.

Dieses Auftrainieren - wie wir das nannten - stellte an die Geduld des Pflegeteams ganz erhebliche Anforderungen. Eine pflegerische Vollversorgung wäre in vielen Fällen schneller zu bewerkstelligen gewesen als die unermüdliche Mahnung zur Eigenleistung und die abwartende Bereitschaft, nur notfalls helfend einzuspringen. Aber unser Prinzip war: Hilfe zur Selbsthilfe und Hilfe zum Rückgewinn von Selbstvertrauen. So wurde beim Funktionstraining Hilfe nur für den ersten Funktionsrückgewinn geleistet und dann sofort wieder zurückgenommen, sobald erste Selbsthilfemöglichkeit gewonnen war. Mit diesem, auf jeder Stufe des Funktionsrückgewinns wiederholten Vorgehen wurden die Forderungen nach Selbständigkeit langsam immer stärker gesteigert bis zu der Grenze, die man nach subjektivem Ermessen dem Patienten noch abverlangen konnte.

Der vierte Schritt hatte zum Ziel, die durch Psychopharmaka veränderte Grundbefindlichkeit des Erlebens - also die pharmakogene Eigenwirkung der Antidepressiva und Antihypoxidotika - auszunutzen, um dem Patienten im problem- und konfliktorientierten ärztlichen Gespräch - ich möchte schlicht sagen ermutigend, vielleich kann man auch sagen psychagogisch-psychotherapeutisch - dazu zu verhelfen, sich mit seiner Realität zu versöhnen und um den Alterspatienten dazu zu bringen, sich selbst mit den eigenen unabwendbaren Behinderungen zu akzeptieren, sich aber gegen Beeinflußbares auch zu stemmen, statt sich apathisch zu ergeben.

Dabei war der Verzicht auf das übliche Visitenprogramm und stattdessen das tägliche, ermutigende Einzelgespräch mit jedem Patienten, verbunden mit häufigen, klinischen Kontrolluntersuchungen und Funktionsprüfungen am Bett, die dem Patienten den jeweiligen Fortschritt vor Augen führen sollten, eine immense Belastung.

Es kam aber unter diesem multidimensionalen Therapieansatz zu überraschenden und diesen Einsatz rechtfertigenden und belohnenden psychodynamischen und gruppendynamischen Effekten: die Patienten steckten sich im Training und im Trainingserfolg - und immerhin hatten wir nahezu nur schwerstpflegebedürftige, bettlägerige Patienten eingewiesen bekommen -, sobald der erste Patient Trainingserfolge zeigte, im Training und im eigenen Trainingserfolg regelrecht konkurrierend, ermutigend, helfend und beratend an. Das fing an beim Bemühen um Blasen-Mastdarm-Kontrolle, ging weiter zum selbständigen Essen, ging um die eigene Bewältigung längerer Rollstuhlstrecken, dann um Steh- und Gehversuche mit Stützwagen, um Gehen mit französischen Krücken, schließlich um Gehen mit normalem Handstock, endlich um Gehen über genau abgemessene Strecken, genau abgemessene Überwindung von Treppen, und nicht zuletzt bezog die Rehabilitation auch das Bemühen um eine gepflegte Erscheinung ein.

Beim gemeinsamen Essen im Tagesraum - und dazu wurde jeder angehalten, sobald er irgendwie sitzfähig war, und sei es auch nur im Rollstuhl - wurde versucht, die gegenseitigen Kontakte ständig zu variieren und zu üben. Das erreichten wir einfach durch ständige Veränderungen der Anordnung der Tische und Stühle im Raum, wodurch die Patienten laufend zu neuen Kontakten gezwungen wurden. Allmählich gelangten die meisten Patienten dann mit intensiverem Kontakt zu ihren Altersgenossen und Mitpatienten auch auf diesem Wege zur Akzeptierung ihrer individuellen Behinderungen und Probleme, nahmen wieder Anteil aneinander und an anderen und versuchten am Beispiel der anderen, gegen das frühere Sichgehenlassen und Selbstaufgeben anzukämpfen.

Beim ersten Anzeichen der Besserung, das wir erst erkennen und verwerten lernen mußten, war oft nach einer eingangs bestehenden apathischen Lethargie ein Durchgangsstadium außerordentlich aggressiven Verhaltens, das wir durchstehen mußten. Erst nach Geduld und Toleranz und Auseinandersetzung mit dieser Erscheinung, bei der es oft zu regelrechten Regressionen etwa mit Nahrungsverweigerung oder mit Hinfallenlassen kam, erst nach dieser Phase kam es dann zum Umschlagen solcher Aggressivität in eine kanalisierte Aktivität zur Bewältigung der abverlangten Selbsthilfe, gegen die sich die Alterspatienten zunächst enorm wehrten.

Sobald wir bei unseren Patienten den Tag mit Selbsthilfe und Selbsthilfetraining hatten ausfüllen können und Bettruhe, abgesehen von einer Stunde Mittagsruhe, sobald vertretbar, nicht mehr zugelassen hatten, und schließlich, nachdem wir erst erlaubt hatten, später als 21.30 h zu Bett zu gehen, und erst ab 22.00 h Schlafmittel ausgaben, ergab sich bemerkenswerterweise, daß wir kaum noch Schlafmittel benötigten. Es bestanden durchwegs - und dies auf einer Altersabteilung - keine Nachtruheprobleme.

Geht man nun, um einen großen Überblick über die generellen Reha-

bilitationseffekte zu gewinnen, zunächst auch einmal lediglich aus
von der Beeinflußbarkeit der depressiven Syndrome bei den 57 in
Betracht zu ziehenden Patienten, so erwiesen sich nur 2 hiervon als
therapieresistent, und zwar 2 Patienten mit jeweils 30- bzw. 40jähri-
ger Depressionsvorgeschichte.

Bei den übrigen 55 Patienten gelangen erhebliche und größtenteils
volle Remissionen. Setzt man diesen Therapieeffekt der globalen Aus-
wirkung aller therapeutischen Maßnahmen in Beziehung zu der allgemeinen psychischen und physischen Verfassung aller uns verbliebe-
nen 77 Patienten, so erwiesen sich neben den beiden erwähnten Patienten mit jahrzehntelangen, rezidivierenden Depressionen nur die
eingangs erwähnten 5 dementen Patienten als therapieresistent, also
nur 7 Patienten.

Von den restlichen 70 Patienten waren 59 geh- und stehunfähig eingewiesen worden. Es handelte sich - wie ich schon eingangs betont
habe - um chronisch Bettlägerige. 16 dieser Patienten wurden tags-
über ständig sitzfähig und konnten Sitz und Tisch mit Hilfe leicht
erreichen; sie alle lernten wieder selbständig zu essen und sich an
Körperpflege und An- und Entkleiden gut zu beteiligen.

3 Patienten wurden zwar auch wieder gehfähig und weitgehend selbständig, bedurften aber wegen Gedächtnis- und Orientierungsstörun-
gen weiterhin der Aufsicht. Immerhin 40 Patienten konnten wieder
gehfähig und voll selbstversorgungsfähig entlassen werden. Ebenso
waren die 11 primär gehfähigen Patienten mit voller Beschwerderück-
bildung und zu voller Selbstversorgung fähig entlaßbar.

Das aber bedeutet, daß 25 % unserer hochbetagten Patienten in einen Zustand problemarmer Heim- oder häuslicher Pflegefähigkeit gebracht werden konnten, und weitere 66 % erlangten wieder weitest-
gehende bis volle Selbständigkeit.

Dies erscheint besonders bemerkenswert, wenn man hinzufügt, daß
die Durchschnittsverweildauer bei allen unseren Patienten nur 7 Wochen betrug.

Letztlich besagt das, was ich Ihnen hier vortragen durfte, daß auch
bei hochbetagten und multimorbiden Alterskranken ein ermutigender
Rehabilitationseffekt bei einem multidimensionalen Therapieansatz in
überraschend vielen Fällen zu erreichen ist. Dies allerdings nur,
wenn die nötigen personellen Hilfen zur Verfügung stehen, die es
gestatten, den Schwerstpflegebedürftigen mit geduldiger Konsequenz
zur Selbsthilfe und - was vielleicht noch wichtiger ist - zum Selbstvertrauen für so lange wie möglich zurückzuführen.

Ich danke Ihnen sehr für Ihre Aufmerksamkeit.

(Literatur beim Referenten)

Diagnostische und therapeutische Möglichkeiten zur Beeinflussung
der zerebralen Insuffizienz in der Praxis

W. JANSEN

Herr Vorsitzender,
meine sehr verehrten Damen und Herren,

nach der öffentlichen Meinung steht die stationäre Behandlung im "ar-
tistischen Hochleistungskrankenhaus" auf einem höheren - wenn man
sich etwas sarkastisch ausdrücken darf, oft vornehmeren - Niveau
als die Sprechstunde des einzelnen Arztes oder der Poliklinik. Lange
Zeit war es ja eigentlich auch so, daß man wissenschaftliche Erkenntnisse nur am Krankenbett der Klinik gewinnen konnte. Dem Alterspatienten oder besser "alternden Patienten" oder noch besser "dem
Patienten, der unter Beschwerden zu leiden hat, die auch nur ent-
fernt an das Alter denken lassen", entspricht jedoch die ambulante
Behandlung mehr als die stationäre. Tatsächlich sind ja auch zahlrei-
che körperliche Untersuchungen, Eingriffe und therapeutische Maßnahmen ambulant ebenso wirksam vorzunehmen wie stationär. Die
Wertschätzung der ambulanten Behandlung darf trotz der bestehenden zahlreichen Schwierigkeiten durch die zur Zeit noch vorhandene
Krankenbettmentalität nicht geschmälert werden. Auch aus ethischen
Gründen kann die unendlich viel Aufopferung und Energie sowie Ge-
wissenhaftigkeit erfordernde Arbeit der Ärzte in Einzelpraxen nicht
außer acht gelassen werden. Aus diesem Grunde möchte ich mich
bevorzugt mit den diagnostischen und therapeutischen Bedingungen
in der Allgemeinpraxis beschäftigen. Umfragen haben gezeigt, daß
zwischen 30 und 50 % der Patienten in einer Allgemeinpraxis Symptome einer zerebralen Insuffizienz aufweisen. Das Bedürfnis nach
seelischer Hilfe ist groß. Doch zögern viele Ärzte, dieses Neuland
zu betreten. Es ist ihnen ihrer ganzen Ausbildung nach zu wenig
vertraut. Lippenbekenntnisse zur Behandlung des ganzen Menschen
- neuerdings auch von der Gewerkschaft proklamiert, die ja dafür
gesorgt hat, daß wir dank des Pflegepersonalmangels gar nicht mehr
dazu in der Lage sind, den ganzen Menschen zu behandeln - erscheinen ohnmächtig angesichts einer Ausbildung, in der die Suche
nach organischen Schäden aufgrund eines Apparatemodells oder Ma-
schinenmodells im Mittelpunkt steht.

Die Versuchung ist nun groß, die Aufmerksamkeit für die im Symptom mitschwingenden Probleme von vornherein zu blockieren und dann widerwillig nach mißglückten organischen Therapieversuchen den Patienten zum Psychotherapeuten zu schicken. Bei den langen Wegen zum und Wartezeiten beim Psychotherapeuten hat diese Maßnahme nicht selten einen Beigeschmack von Strafe, selbst wenn dieses Motiv gar nicht in ihr liegt.

Sie haben in den vorangegangenen Vorträgen gehört, daß die zerebrale Insuffizienz ein ätiopathogenetisches, vielschichtiges, unspezifisches Syndrom des mittleren und höheren Lebensalters ist und in die Untergruppe des organischen Psychosyndroms gehört.

Trotzdem habe ich den Eindruck, wir verfallen auch heute immer wieder dem Kurzschluß: zerebrale Insuffizienz = zerebrale Gefäßsklerose oder noch schlimmer Zerebralsklerose. Aus dieser falschen Erkenntnis zieht man genau die falschen therapeutischen Schlußfolgerungen, nämlich: es ist ja alles verkalkt, es rieselt schon, also kann man auch nichts mehr machen. Und das, meine Damen und Herren, ist grundfalsch. Zwischen dem Kranken im Krankenhaus und in der Ambulanz bestehen keine allzu großen Unterschiede. Im Akutkrankenhaus werden vornehmlich die Patienten aufgenommen, die entweder an einer akuten zerebralen Insuffizienz leiden und ambulant nicht mehr behandelt werden können, oder auch die schweren chronischen Fälle, die schon völlig dement sind. Die Fälle, die wir in der Praxis sehen, können in die Gruppe der leichten oder aber auch beginnenden chronischen zerebrovaskulären Insuffizienz eingereiht werden. Dabei müssen wir berücksichtigen, daß beim ambulanten Patienten, der in seiner gewohnten Umgebung lebt, die Lebensqualität wesentlich besser ist, als sie im Akutkrankenhaus jemals geboten werden kann. Man erlebt ja oft, daß durch eine plötzliche Verlegung eines daheim durchaus kompensierten Patienten in ein Akutkrankenhaus seine Orthobiose erheblich gestört werden kann. Wird der Patient gezwungen, sein Heim, seine Umwelt, seine Gewohnheiten, seine ganze Lage zu verlassen, so führt ein solcher Zwang von außen zu einer Wandlung der psychischen und somatischen Struktur. Diese Wandlung kann den regelhaften Ablauf und Zustand des Lebens in Inhalt und Funktion so weit abwandeln, daß daraus ein krankhafter Zustand resultiert. Das "Was" und das "Wie" einer Lebensführung werden ohne Vorbereitung spontan durchbrochen. Die Folgen können katastrophal sein. Es muß also grundsätzlich angestrebt werden, daß die Patienten, so lange es geht, ambulant zu Hause behandelt werden. Dazu sind alle Ärzte aufgerufen, die sich in einer Allgemeinpraxis mit geriatrischen Problemen beschäftigen.

Die Geriatrie ist und bleibt ein interdisziplinäres Unterfangen. Sie ist gerade deshalb dem Allgemeinarzt auf den Leib geschrieben. In den Spezialfächern der Medizin kann heute natürlich allen Menschen sehr viel Gutes getan werden. Die Spezialisten können jedoch den

alternden und alten Menschen weder auf allen Wegen seiner Multimorbidität begleiten, noch können sie die therapeutischen Prioritäten
unbefangen verteilen. Geriatrie ist Allgemeinmedizin und Individuali-
tät. Um so bedeutungsvoller ist es, für eine sinnvolle Therapie die
ersten Zeichen einer zerebralen Leistungsminderung zu erkennen.

Die somatisch-neurologischen Symptome werden gewöhnlich erst später deutlich, es sei denn, daß ein apoplektiformer Insult die Szene
eröffnet, dem freilich Beschwerden und Versagenserscheinungen
nicht vorausgehen müssen. Das psychische Bild der zerebralen Leistungsschwäche ist also weder einheitlich noch unbedingt krankheitsspezifisch. Die ersten Symptome sind nicht immer scharf von
den noch normalen Altersveränderungen abgehoben und lassen oft
nur in bezug auf das biologische Lebensalter und den Gesamtverlauf
einen Schluß auf die Krankhaftigkeit des Zustandes zu.

Am Anfang der subjektiven Beschwerden steht das so charakteristi-
sche Dreigespann: Müdigkeit mit Schlafumkehr, Kopfschmerz und
Schwindel, jedoch nicht isoliert, sondern eigentümlich verstrebt in
anhebenden Versagenserscheinungen von seiten des Gedächtnisses
und der Namensfindung, vor allem aber in einer allseitigen Ge-
spanntheit, Gereiztheit und Verstimmtheit. Sie tun sich gerade dann
auf, wenn die Grenze der sich immer mehr einengenden Leistungsfähigkeit spürbar wird. Sie verstärken sich im Angesicht jeden rela-
tiven Zuviels an äußeren Einflüssen, Ansprüchen und Gemütsbela-
stungen, welche nicht mehr bewältigt werden können, ohne daß der
Betroffene dies recht wahrhaben will. Die Verstimmtheit kann so
große Ausmaße annehmen, daß zumal in den ersten Stadien die Unterscheidung von einer echten Depression mit allen Zeichen einer vi-
talen Traurigkeit und Hemmung, mit Schuld- und vor allem Verar-
mungs- und hypochondrischen Ängsten schwer sein wird oder im
Querschnittsbild allein überhaupt nicht möglich ist. Und diese Grenzen müssen wir in der Allgemeinpraxis erkennen. Dann gehört ein
solcher Patient zum Fachmann, zum Spezialisten. Das ist die Aufgabe des Spezialisten, und auch der kann nicht immer die exakte Differentialdiagnose stellen. Sie müssen also bei den Anzeichen einer
zerebralen Insuffizienz immer daran denken, daß möglicherweise eine
endogene Depression dahinterstecken kann, und gerade die Differentialdiagnose ist von entscheidender Bedeutung.

Durch den bereits erwähnten Kurzschluß "zerebrale Insuffizienz = Zerebralsklerose" finden wir in diesem monokausalen Denken adäquate
"therapeutische Insuffizienz".

In neuerer Zeit hat jedoch die Hirn-Kreislauf-Forschung Erkenntnisse gewonnen, die zusammen mit Fortschritten in der Technologie zu
solchen Untersuchungsmethoden geführt haben, die zwischen wir-
kungsvoller Therapie und Spekulation zu unterscheiden vermögen.
Heute kann man mit gutem Fug und Recht sagen, jeder Fatalismus

und jeder therapeutische Nihilismus bei zerebraler Insuffizienz ist nicht mehr vertretbar. Wir können das chronologische Alter weder aufhalten noch verlangsamen. Wir können auch nicht das biologische Alter rückläufig gestalten.

Mit einer sinnvollen Therapie und einer ebenso sinnvollen Gerohygiene ist es aber sicher möglich, das biologische Altern zu verlangsamen und dadurch lebenswerter zu gestalten. Die Diagnose der zerebralen Leistungsschwäche ist nicht ganz einfach, zumal dann, wenn es sich um leichte oder beginnende Fälle handelt. Wie ich bereits erwähnte, sind die ersten Symptome nicht scharf von den noch normalen Altersveränderungen abgehoben. Wie schwierig die Diagnose ist, kann man daran erkennen, daß für die gleiche Erkrankung verschiedene Bezeichnungen bestehen, so z. B. psychoorganisches Syndrom, pseudoneurasthenisches Syndrom, chronic brain disorders, hirnlokales Psychosyndrom oder lokales Psychohirnsyndrom oder auch zerebrovaskuläre Insuffizienz, und noch bekannter - und Ihnen allen sehr bekannt - ist ja die fantastischste Allerweltsdiagnose: vegetative Dystonie. Auch das kommt noch vor.

Am besten ist es, von den am Anfang stehenden subjektiven Beschwerden auszugehen. Müdigkeit mit Schlafumkehr ist ein ganz enormes Zeichen, und wir verfallen leicht in den Fehler unter dem Druck der vielen Patienten, die wir in einer Kassenpraxis durchschleusen müssen: Schlafstörungen = Schlaftablette und nach Hause mit dem Patienten.

Bitte denken Sie daran, bei solchen Symptomen wie Müdigkeit mit Schlafumkehr, Kopfschmerz und Schwindel - bei diesem Dreigespann also - könnte es sich zumindest um eine beginnende zerebrale Leistungsschwäche handeln. Selbstverständlich wird man jeden Patienten, der über die genannten Beschwerden klagt, organisch exakt durchuntersuchen müssen. Das ist ganz klar. Ergibt diese organische Untersuchung keinen gravierenden Befund, ist an die zerebrovaskuläre Insuffizienz zu denken. Allein schon dieser Gedanke sollte uns veranlassen, ein Gespräch mit dem Patienten zu führen. Bitte denken Sie immer daran, daß man derartige Symptome nicht einfach nur medikamentös behandeln sollte. Die Gefahr, daß die beginnende zerebrovaskuläre Insuffizienz sich zu dem Endzustand einer echten Demenz entwickelt, bei der man die noch vorhandenen Denkmittel nicht mehr richtig und nützlich einsetzen kann, ist einfach zu groß, um leichtfertig über die geklagten Beschwerden hinwegzugehen. Außerdem hat der alternde Mensch ein Recht darauf, möglichst umfassend und ausreichend behandelt zu werden. Diese Behandlung darf nicht zu lange warten, denn der alte Mensch kann nicht mehr warten, und wir können auch nicht darauf warten, daß der medizinische Fortschritt uns noch mehr neue Erkenntnisse bringt, wenn wir uns davor verschließen, die bereits bekannten Erkenntnisse in unser Wissen einzubauen.

Welchen Sinn hätte nun dieser medizinische Fortschritt, wenn der Mensch im Alter am Ende vernachlässigt würde?

Geriatrie ist schließlich der Ausdruck all dessen, was der medizinische Fortschritt zustande bringt. Wegen seiner umfassenden Zuständigkeit sollte der Allgemeinarzt für seine alten Menschen wie für keine andere Patientengruppe fortgebildet sein. Zeitaufwand und Intensität der geriatrischen Betreuung in der Praxis bleiben stets ein entscheidendes Vertrauenskapital.

Die ambulante geriatrische Betreuung entspricht einem tiefen Bedürfnis nach medizinischer Primärversorgung.

Nun ein Wort zur Therapie: Sie wissen ja alle nur zu gut, daß wir von der pharmazeutischen Industrie fast täglich mit neuen Präparaten zur Verbesserung der Hirnfunktion bombardiert werden. Herr Prof. Herrschaft hat ja in einer Tabelle die ganzen Präparate aufgeführt und auch seinen Kommentar dazu gegeben.

Diesen inzwischen zahlreichen Präparaten fehlt eine einheitliche Bezeichnung, was wiederum dafür spricht, daß man sich im Grunde genommen noch nicht auf eine einheitliche Therapie einigen konnte. Man spricht z. B. von Neurodynamika, Nootropika, Zerebroenergetika, zerebralen Antihypoxidotika und anderen Begriffen. Global gesagt sind dies alles Präparate, die eine gestörte Hirndurchblutung oder einen gestörten Hirnstoffwechsel beeinflussen und so an den häufigsten Ursachen des organischen Psychosyndroms ansetzen sollen. Nach meinen eigenen therapeutischen Erfahrungen mit einem Teil der auf dem Markt befindlichen Präparate halte ich den von Wieck geprägten Begriff der zerebralen Antihypoxidotika für äußerst sinnvoll.

Die Therapie muß in jedem Fall der pathogenetischen Vielschichtigkeit des Syndroms, der Persönlichkeit und ihrem sozialen Umfeld Rechnung tragen. Sie kann sich nicht nur auf einen Faktor oder eine Einzelmaßnahme, die Verordnung sog. hirnstoffwechsel- oder hirndurchblutungfördernder Präparate beschränken. An erster Stelle stehen Beseitigung oder Korrektur von Risikofaktoren: Bluthochdruck, Zuckerkrankheit, Nikotinabusus, Fettsucht, Gicht, Behandlung von Herz-Kreislauf- und Gefäßstörungen, Reduktion oder Absetzen von Schmerzmitteln sowie unnötiger oder oft zu hoch dosierter Psychopharmaka und die meist erfolglose Bekämpfung des Alkoholmißbrauchs, die Behandlung schmerzhafter Störungen des Bewegungsapparates oder eines beginnenden Parkinson-Syndroms.

Aktivierende Physiotherapie, Anleitung zu geeignetem Sport, Wandern, Skilanglauf und Schwimmen und vor allen Dingen Antrieb zur Förderung der Eigeninitiative sind eminent wichtig.

In diesem Zusammenhang dürfen wir auf unser neu entwickeltes, therapeutisches Malen nach Dr. Jansen hinweisen, das wir in mehrjährigen Versuchen entwickelt haben und das im Februar auf den Markt kommt[+]. Diese Maltherapie hat bei allen bisherigen Versuchen, selbst im höchsten Lebensalter bei über 96jährigen, erstaunliche Ergebnisse gezeigt. Da die Vereinsamung die seelische Störung fördert, ist die soziale Ausgliederung zu verhindern bzw. die Wiedereingliederung unabdingbar: beim noch Berufstätigen rechtzeitige Umsetzung auf einen anderen Arbeitsplatz, rechtzeitige und ausreichende Berentung, beim Älteren Rückführung in die gewohnte Gemeinschaft und Umgebung, am besten in die Familie. Diese so banal klingenden Maßnahmen stehen vor der Therapie mit Präparaten, die die Hirndurchblutung oder den Stoffwechsel fördern sollen.

Unsere Erfahrungen mit solchen Substanzen beweisen dies. Sie gelten auch für sog. chronische Hirndurchblutungsstörungen. Die Behandlung der zerebralen Insuffizienz muß multifaktoriell sein. Sie erfordert zuerst die Behandlung interner Grundleiden - sie sind soeben erwähnt worden -, z. B. Herz- und Kreislauf- und Stoffwechselstörungen. Gleichzeitig hinzutreten müssen individuell angepaßte Physiotherapie, Fremdanregung, Psychohygiene und soziale Betreuung. Ebenso unumgänglich erscheinen mir die immer noch äußerst umstrittenen Stoffwechsel- und vasoaktiven Substanzen, die nach unseren Erfahrungen als wirksam - zum Teil wenigstens - bezeichnet werden müssen. Grundlage einer sinnvollen Therapie ist in jedem Fall die Behandlung von Herz und Kreislauf. Diese Therapie stellt die sog. funktionelle Basis dar.

Es scheint uns heute ein Kunstfehler zu sein, ohne diese Basistherapie vasoaktive Substanzen zu geben. Jedoch ist nach unseren Erfahrungen die sog. Basistherapie allein nicht in der Lage, das organische Psychosyndrom in jedem Fall, vor allem aber auf die Dauer, günstig zu beeinflussen. Zusätzlich sind die zerebral wirksamen Substanzen, die wir auch als eigentliche OPS-Spezifika - OPS = organisches Psychosyndrom - bezeichnen, angezeigt. Obgleich im Tierversuch die Wirkung dieser Pharmaka objektiv direkt nachzuweisen ist, sind ähnliche Experimente beim Menschen in dieser Form nur sehr schwer durchführbar. Hier ist man auf indirekte Nachweise angewiesen, wie etwa psychopathometrische Leistungstests.

Für den Arzt in der Praxis stehen die Symptome, über die der Patient klagt, im Vordergrund. Die pragmatischste Methode für ihn ist eine gründliche klinische Beobachtung und Symptomerfassung mittels einheitlicher Beurteilungsskalen.

[+] Alleinvertrieb: KLIFOMED GmbH, Praterstr. 9 c, D-8500 Nürnberg 80, Tel. (0911) 266751

Um nun aus dem Dickicht der vielen angebotenen Präparate herauszufinden, haben wir eine Doppelblind-Verbundstudie bei ambulanten geriatrischen Patienten mit mehreren Substanzen durchgeführt und die festgestellten Wirkungen gegenübergestellt. Diese Verbundstudie wurde bei 20 niedergelassenen Ärzten mit insgesamt 407 alten Patienten, die an einer zerebralen Leistungsschwäche litten, unter Doppelblindbedingungen durchgeführt. Neben Encephabol® gaben wir Dihydroergotoxinalkaloide, Piracetam, Vincamin und auch Plazebo. Die Studie ergab, daß Encephabol forte im globalen Behandlungserfolg bei mittelstarkem bis starkem geistigen Abbau allen anderen Substanzen eindeutig überlegen war, so daß man es mit Recht weiterhin als das Standardtherapeutikum gegen zerebrale Leistungsschwäche bei organischem Psychosyndrom betrachten kann.

Gute bis sehr gute Verträglichkeit wurde in 93 % der Fälle beobachtet, so daß damit auch eine Forderung von Wieck, möglichst nur nebenwirkungsfreie Arzneimittel zu verordnen, deren Wirksamkeit gesichert ist, erfüllt wird. Sie sehen also, die Nachbarschaft Erlangen-Nürnberg strahlt doch ein bißchen aus; 25 km sind keine große Entfernung. Ein bißchen was bekomme ich von ihm schon mit.

Zerebrale Durchblutungsstörungen stehen in der Mortalitätsstatistik hinter den Herzaffektionen und malignen Neoplasmen erschreckend hoch an 3. Stelle, meine Damen und Herren. Es gibt aber noch keine "grande dame", die sich für die zerebralen Durchblutungsstörungen engagiert. Wir haben noch keine, soweit ich weiß.

Die Morbidität der Hirngefäßerkrankungen ist noch um ein Mehrfaches höher anzusetzen als nur die Sterblichkeitsquote. Hinter diesen nüchternen Daten verbergen sich nicht nur bedauernswerte Einzelschicksale, Tod, Arbeitsunfähigkeit, Invalidität, Verlust der Kreativität, sondern auch beträchtliche soziale und wirtschaftliche Belastungen für die Gemeinschaft. Nach unseren mehrjährigen Erfahrungen stehen wir mehr denn je auf dem Standpunkt, daß in erster Linie der in der Praxis stehende Arzt gerade bei Alterspatienten immer eine aktive Therapie betreiben und nicht von einem irreversiblen Defektzustand ausgehen muß. Vor allem der Allgemeinarzt kann einen wesentlichen Beitrag zur Besserung oder Behebung der Situation leisten. Als Vaterfigur ist er immer noch eine der ganz wenigen Bezugspersonen, die dem alten Menschen erhalten bleiben; er muß zuhören, die Sprache verstehen und auf die entsprechenden Probleme eingehen. Nur mit Verständnis, Hilfsbereitschaft und Sachkenntnis kann er bei der Lösung dieser Probleme helfen und damit Hoffnung bewirken, ohne die der alte Mensch nicht leben kann.

Es soll nicht verkannt werden, daß sich viele Schwierigkeiten, die sich im Laufe der Zeit zwischen dem praktizierenden Arzt und dem alten Patienten auftürmen, oft zu einer unerträglich werdenden Last entwickeln können. Bitte denken Sie daran, daß jeder, der nicht ei-

ne besonders feine Antenne für die Sorgen und Nöte der Alten hat,
eine sinnvolle Therapie nicht durchführen kann, sondern aus Zeitgründen froh sein wird, die Last durch eine schnelle Heimeinweisung
ohne große Vorbereitung los zu werden.

Ich möchte meine Ausführungen, in denen ich Ihnen zeigen wollte,
daß in fast allen Fällen gute bis sehr gute Erfolge erreicht werden
können, nicht beschließen, ohne Ihnen auch gesagt zu haben, daß
in einigen wenigen, anscheinend gleichgelagerten Fällen diese Erfolge ausbleiben. Den Grund kennen wir noch nicht. Hier können
zunächst nur Einzelfallstudien weiterhelfen. Möglicherweise haben
beide Kategorien von Patienten, die gebesserten und die therapiere-
sistenten, unter sich etwas gemeinsam. Es ist nämlich durchaus
denkbar, daß der erfahrene Praktiker aus dem großen Topf der Alterskranken aufgrund von Erfolg und Mißerfolg an Einzelfällen intu-
itiv mit der heute leider so oft zu Unrecht belächelten ärztlichen
Kunst diejenigen Patienten zu erkennen vermag, die von einem Präparat profitieren können. Vergessen wir aber nicht, daß in der Pro-
phylaxe und Therapie der Altersbeschwerden und ihrer Folgen, im
Bestreben, die Harmonie unseres Körpers bis zum Tode aufrechtzuer-
halten, der Medizin noch ein weites und fruchtbares Feld offen bleibt

Ich danke Ihnen.

Frühzeichen der zerebralen Insuffizienz -
Diagnose, Therapie und Erfolgskontrolle

B. FISCHER

Herr Vorsitzender,
liebe Kolleginnen und Kollegen,
meine sehr verehrten Damen und Herren,

als letztem Redner des Vormittags fällt mir die unspezifische Aufgabe
zu, gegen unsere gemeinsame Hypoglykämie, gegen unser Essensbe-
dürfnis und gegen unsere Müdigkeit anzukämpfen. Meine und Ihre
Adaptationsfähigkeit und -geschwindigkeit werden dabei erheblich
gefordert. Unsere Adaptationsgeschwindigkeit, unsere Reaktionsfähigkeit ist durch die interessanten, aber anstrengenden vorangegangenen Vorträge bereits gemindert.

Der Unterschied zu einer zerebrovaskulären Insuffizienz ist jedoch
der: Wir leiden nicht unter dem Zustand.

Heute vormittag haben wir einige Vorträge gehört, die sich mit dem
Erscheinungsbild der zerebrovaskulären Insuffizienz auseinanderge-
setzt haben. Wir wollen uns jetzt zum Abschluß mit einigen Aspekten
der Diagnostik beschäftigen. Anschließend werden wir einige therapeutische Aspekte streifen, um dann noch kurz auf die Problematik
der Therapiekontrolle einzugehen.

Das Alter läßt sich systematisch in ein

kalendarisch-chronologisches Alter, in ein
funktionales Alter und in ein
subjektives Alter

unterteilen.

Das funktionale Alter unterteilt sich weiter in ein

biologisches Alter,
psychologisches Alter und
soziologisches Alter.

Es ist jedoch kaum möglich, das kalendarische, biologische und psy-
chologische Alter in eine zeitliche und Verlaufskorrelation zu bringen. Es gibt den kalendarisch Jugendlichen, der sich wie ein Seni-
ler benimmt, ebenso wie den körperlich und geistig lebendigen Hoch-
altrigen.

Wir müssen also einen Bezugspunkt haben, auf den wir unser Alter
beziehen. So sprechen wir heute vom funktional berufsspezifischen
Alter. Die Beispiele: Flugzeugführer, Operateure und Fußballspieler
geben also ohne große Erklärung darüber Auskunft, daß der Mensch
in seinem Beruf bereits alt oder berufsunfähig sein kann, während
er in anderen Sparten des menschlichen Daseins noch völlig seine
Rolle ausfüllt.

Bevor wir die Aspekte Alter und Risikofaktoren besprechen, ist es
wichtig zu wissen, mit welchen typischen Funktionsänderungen, die
nicht pathologisch sind, im Alter zu rechnen ist.

Die Reaktionszeit nimmt im Alter ab. Die Adaptationsgeschwindigkeit
vermindert sich; die Adaptationsfähigkeit wird jedoch nicht aufgeho-
ben. Die Nervenzellen der Sinnesorgane altern. Die psychomotorischen Fähigkeiten nehmen im Alter ab, vor allen Dingen die prämotorische Komponente. Die prämotorische Komponente sei an einem
Beispiel erläutert: Wenn ich eine Ampel sehe, die rot ist, dann ist
die Zeit, die ich benötige, um das Signal "Rot" geistig zu erfassen,
die prämotorische Zeit; die Zeit, die ich benötige von dem Erfassen
des Signals "Rot" bis zum Drücken der Bremse, ist die motorische
Zeit. Die o. g. Funktionsänderungen der psychomotorischen Fähigkeiten weisen eine hohe Korrelation zum Intelligenzniveau und zum
Gesundheitszustand des Probanden auf. Das bedeutet, der Gesund-
heitsfaktor ist neben dem Begabungs- und Übungsfaktor für die geistige Leistungsfähigkeit im Alter entscheidend.

Der Gesundheitszustand ist für die obengenannten Funktionen im
höheren Lebensalter also von größerer Bedeutung als die unspezifischen Folgen einer fortgeschrittenen chronologischen Alterung.

Risikofaktoren, die eine Voralterung induzieren oder beschleunigen
können, sind vor allen Dingen:

Gesundheitliche Risikofaktoren,
soziale Risikofaktoren,
ökologische Risikofaktoren und
besondere Belastungen.

Wir haben heute in der Vormittagssitzung schon von vielen Symptomen gehört, die bei zerebrovaskulärer Insuffizienz auftreten können.
Es handelte sich um die Symptome:

Merkfähigkeitsstörungen,
Schwindel,
Affektlabilität,
Nachlassen der Leistungsfähigkeit,
Gefühl des Nichtausgeruhtseins,
Sehstörungen,

Angstgefühle,
diffuser Kopfdruck,
Schlafstörungen,
Dysphorie usw.

Ein kaleidoskopisches Aufzählen der Symptome verwirrt uns jedoch,
da wir die unspezifischen Symptome in ihrer diagnostischen Relevanz
nicht einordnen können. Aus der Symptomvielfalt läßt sich aber eine
psychopathologische Grundstörung herausarbeiten, die in der Trias -
Nachlassen der Leistungsfähigkeit, Starre und Anfälligkeit (vermehrte Dekompensationsneigung) - besser faßbar wird.

Stellvertretend für andere Symptome wollen wir auf zwei Symptome
eingehen: Nachlassen der Leistungsfähigkeit und Affektlabilität. Das
Nachlassen der Leistungsfähigkeit macht sich subjektiv so bemerk-
bar, daß der Patient plötzlich für seine Routinearbeit mehr Zeit be-
nötigt, er will dagegen ankämpfen, kann aber nicht. Er ist nach der
Arbeit sehr abgespannt, hat ein vermehrtes Schlafbedürfnis. Umgekehrt kann es zu einer anhaltenden Schlaflosigkeit trotz Müdigkeit
kommen. Hinzu treten oft noch Störungen der Libido und Potenz.
Mit diesen Störungen kommt der Patient in die Praxis, das ist sozusagen eine organische Fahrkarte, mit der er den Eintritt in die internistische Allgemeinpraxis erzwingt. In der Praxis äußert der Patient oft nur die zuletztgenannten Symptome. Alle diese Erscheinungen erzeugen einen eminenten Leistungsdruck. Dieser Leistungsver-
lust wird vom organisch orientierten Arzt gern als männliches Kli-
makterium bezeichnet. Die Leistungsreduktion beruht nicht nur auf
der Summe der Lebensjahre und einer Normwertabweichung, sondern auf Integrationsstörungen - wie es Rosenmayer ausgedrückt
hat - des biologischen psychologisch-sozialen Verbundes. Wir
haben also hier nicht nur ein biologisches, sondern ein soziales
Schicksal. Der Patient kann sein Leistungssoll nicht mehr erreichen,
und sein Selbstwertgefühl wird brüchig. Der zerebrovaskulär In-
suffiziente leidet also unter seiner zerebrovaskulären Insuffizienz.

Oft tritt dies in einem dynamischen und zeitlichen Zusammenhang mit
anderen somatischen und psychischen Noxen auf.

Das 2. Symptom, die Affektlabilität, ist nach Birkmeier ein sehr
empfindlicher Indikator für eine beginnende zerebrovaskuläre Insuffizienz. Sie steht dabei in einer typischen Wechselbeziehung zu einer
der zerebrovaskulären Insuffizienz eigenen Starre. Der Patient kann
gleichzeitig affektiv starr und affektiv durchlässig sein. Kleine Störungen im täglichen Arbeitsablauf können zu unerwarteten Reaktio-
nen führen: <u>Wutanfälle, Tränen</u>.

Auch in anderen Situationen ist der Patient affektiv durchlässiger
(z.B. Tränenausbrüche beim Hören von getragener Musik). Der Pa-

tient empfindet anfänglich seine Gefühlsäußerung als peinlich, erst beim weiteren Zerfall der Persönlichkeit läßt diese affektive Resonanz nach. Es kommt auch - wie Herr Jansen bereits ausgeführt hat - oft zu einer durchgehend gereizten Mißstimmung, einer Dysphorie, vielleicht als Reaktion auf die bewußt werdende zerebrale Leistungsinsuffizienz. Diese Störungen sind naturgemäß uncharakteristisch. Wie sie vom Patienten und seiner Umgebung erlebt werden, ist von entscheidender Bedeutung. Die Symptome können von Tag zu Tag wechseln. Meist stehen leichte Merkfähigkeitsstörungen, Dysphorie, Schlafstörungen und eine besonders belastend empfundene Leistungsinsuffizienz mit Leidensdruck und eine gewisse Starre im Vordergrund.

Wir können also aus dem Obengesagten folgendes herausarbeiten: Die Symptome der beginnenden zerebrovaskulären Insuffizienz sind bis auf das vasale Grundsyndrom - Leistungsinsuffizienz, Starre und Anfälligkeit (vermehrte Dekompensationsneigung) - uncharakteristisch und in wechselnder Intensität vorhanden. Durch diese Symptome bekommt der Patient ein Insuffizienzgefühl. Die intellektuelle Leistungsfähigkeit ist nicht oder nur vorübergehend gemindert. Alle Störungen sind ausgezeichnet mit dem Charakter der Reversibilität.

Wir sehen, daß einer gründlichen Anamnese bei dieser Vorfelddiagnostik ein entscheidender Stellenwert zukommt. So schien es notwendig, über die prozentuale Häufung dieser Frühzeichen einmal nachzudenken und eine Untersuchung zu initiieren.

In einer retrospektiven Studie konnten wir folgendes feststellen (Abb. 1):

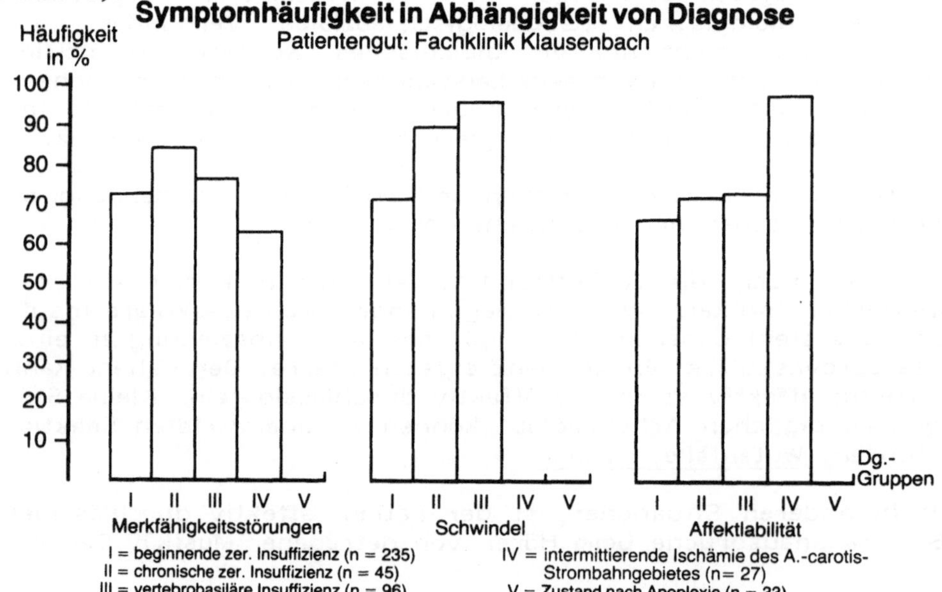

60

Die Symptome Merkfähigkeitsstörungen, Schwindel und Affektlabilität sind bei den verschiedenen Formen der zerebrovaskulären Insuffizienz (beginnende zerebrovaskuläre Insuffizienz, chronische zerebrovaskuläre Insuffizienz, vertebrobasiläre Insuffizienz, intermittierende Ischämie des Arteria-carotis-Strombahngebietes) fast in gleicher prozentualer Häufung vorhanden.

Das Symptom Schwindel ist naturgemäß bei der vertebrobasilären Insuffizienz am häufigsten vorhanden.

Das Symptom Affektlabilität ist ebenfalls in seiner prozentualen Häufigkeit bei allen Krankheitsbildern ähnlich.

Das bedeutet: Bei zerebrovaskulären Insuffizienzen kommen die unspezifischen psychischen Symptome ohne neurologische Symptome vor, jedoch neurologische nie - oder fast nie - ohne psychische Symptome.

Freundlicherweise wurden uns die Ergebnisse einer Encephabol®-Feldstudie von 1396 Patienten zur Verfügung gestellt. So konnten wir vergleichen, ob und welche Symptome in gleicher oder ähnlicher prozentualer Häufung bei der Feldstudie und bei unserer retrospektiven Studie vorkamen. Ähnliche prozentuale Häufungen ergaben sich bei Merkfähigkeitsstörungen, Affektlabilität, Schlafstörungen und Nachlassen der Leistungsfähigkeit (Abb. 2 bis 5). Nach 12wöchiger Behandlung mit Encephabol® forte sehen wir eine signifikante Besserung der Symptomatik.

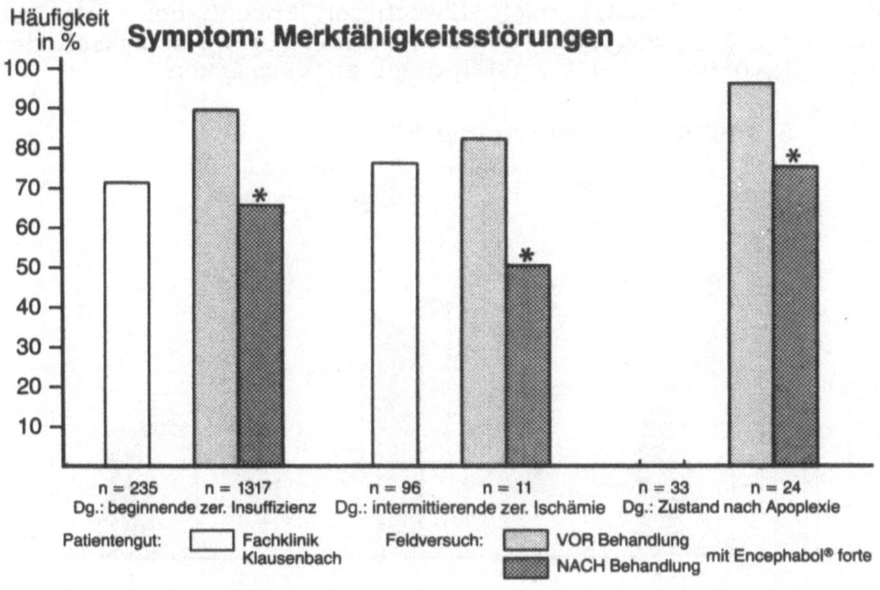

Zusammenfassend können wir hier feststellen: Eine subtile Anamnese, in Klinik und Praxis erhoben, führt zu gleichen prozentualen Symptomhäufungen bei gleichen Krankheitsbildern.

Bei der nächsten Abbildung (Abb. 3) sehen wir das Symptom Affektlabilität aufgezeichnet. Auch hier ist wieder sichtbar, daß nach 12wöchiger Encephabol-Behandlung eine deutliche signifikante Besserung der Symptomhäufigkeit eintritt.

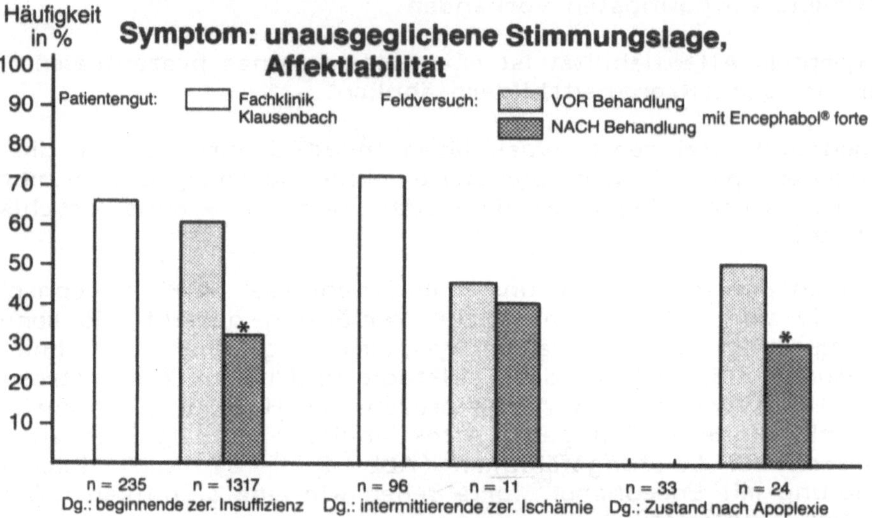

Wie aus Abb. 4 und 5 erkenntlich wird, ist das gleiche Ergebnis - Besserung der Symptomatik nach 12wöchiger Encephabol forte-Behandlung - bei den Symptomen Schlafstörungen und Nachlassen der allgemeinen psychischen Leistungsfähigkeit zu vermerken.

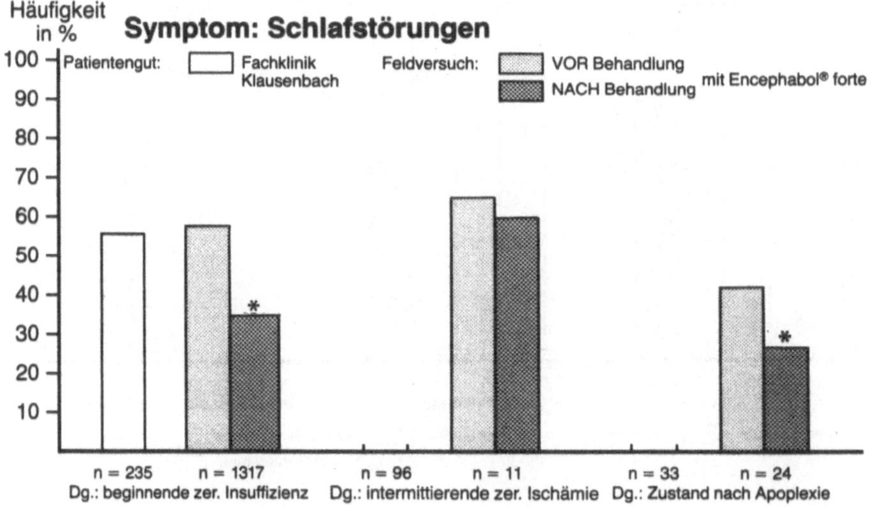

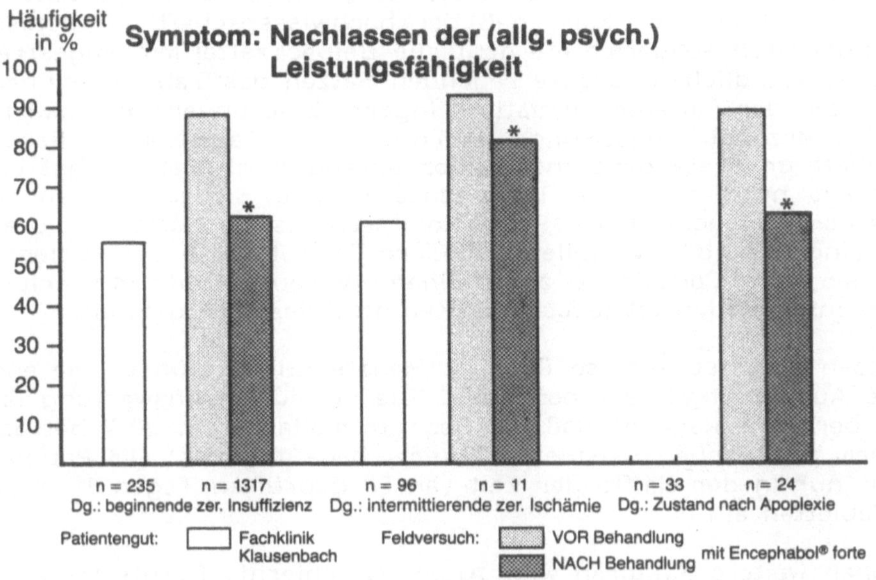

An dieser Stelle kann die Frage aufgeworfen werden: Welche weiteren Möglichkeiten stehen dem Praktiker heute zur Diagnostik dieser Erkrankungen zur Verfügung.

Aus der subtil zu erfassenden Anamnese können heute auch in der Praxis psychometrische und psychopathometrische Testverfahren angewendet werden, die zumindest eine Teilobjektivierung im Vorfeld der zerebrovaskulären Insuffizienz erlauben. So sind der Syndrom-Test und der Mehrfachwahl-Wortschatz-Test ein bereits bewährtes Verfahren zur Abschätzung einer Funktionspsychose.

Mit der Erlanger Depressionsskala und dem Leistungstest für endogene Depression ist eine weitere mögliche Abgrenzung zu den o. g. Erkrankungen hin gegeben. Diese Tests sind objektiv, nicht zeitaufwendig und wiederholbar. Sie gestatten in der Praxis, den Verlauf einer Funktionspsychose zu beurteilen.

Wir haben - wie oben ausgeführt - gesehen, daß die Antihypoxidotika eine Langzeittherapie erfordern. Jedoch ist der Erfolg einer solchen Therapie nur gewährleistet, wenn eine regelmäßige Tabletteneinnahme garantiert ist. Die regelmäßige Tabletteneinnahme hängt von verschiedenen Faktoren ab:

1.   Arzt-Patienten-Kooperation
2.   Patienten-Arzt-Kooperation
3.   Verständlichkeit des Beipackzettels
4.   Intelligenz usw.

Der dritte Faktor dürfte heute bereits eine entscheidende Bedeutung haben. Es ist ziemlich klar, daß der hochwissenschaftlich, typisch perfektionistisch ausgerichtete deutsche Beipackzettel mit eingestreuten, unverständlichen, angsterregenden Sätzen das Tabletteneinnahmeverhalten der Patienten negativ triggert. Eine unverständliche Information erzeugt Angst und vermindert die Tablettencompliance. Massenhaft unverstandene Information erzeugt noch mehr Angst und vermindert noch mehr die Tablettencompliance. Jedoch sollten wir nicht einem psychologischen Projektionsmechanismus (Motto: "Die anderen sind schuld") verfallen, sondern im Interesse der Patienten versuchen, die Compliance zu erhöhen. Voraussetzung zur erfolgreichen Intervention ist jedoch die Kenntnis des Ist-Zustandes.

Wir haben eine Ist-Analyse über 12 Monate durchgeführt. Die endgültige Auswertung steht noch aus. Die vorläufige Auswertung läßt jedoch bereits erkennen, daß die Gesamtcompliance ca. 50 % beträgt. An einem praktischen Beispiel erläutert, bedeutet dies: Die Patienten nehmen nur in der Hälfte der Zeit (an 20 geprüften Tagen 10 Tage) ihre Tabletten ein.

Wir haben weitere Faktoren wie: Alter, Geschlecht, Berufsstand, Tablettengröße, Tablettenform usw. überprüft. Diese Auswertungen sind jedoch noch nicht abgeschlossen.

Diese Ist-Analyse soll nach dem Vorliegen der Ergebnisse von einer 1jährigen Soll-Analyse (Erhöhung der Compliance) gefolgt werden. Diese Erhöhung der Compliancerate ist - so glaube ich - aus unserer und aus der Sicht der Praxis absolut notwendig, damit wir nicht folgendes Fazit gerade in Blickrichtung "Antihypoxidotika" ziehen müssen:

Der Behandlungserfolg bleibt oft aus, nicht wegen der Unwirksamkeit eines Präparates, sondern wegen der mangelnden Tablettencompliance.

Ich danke Ihnen für Ihre Aufmerksamkeit.

<u>Diskussion</u>

Einleitung BERGENER

Versucht man, in einer Art Zusammenfassung Gesichtspunkte aufzugreifen, die für eine Diskussion über Perspektiven des organischen Psychosyndroms in Klinik und Praxis als Orientierungspunkte und Leitlinien dienen könnten, dann steht am Anfang die Problematisierung des Begriffes "Demenz". Wieck wendet sich gegen eine Gleichsetzung von Alter und Abbau, er erläutert seine Einwände am Begriff der Funktionspsychose. Herrschaft ist auf Probleme und Möglichkeiten der Quantifizierung klinischer Symptome eingegangen und hat differentialtherapeutische Schlußfolgerungen daraus gezogen. Herzmann hat - wie ich meine zu Recht - auf die besondere Bedeutung extrazerebraler Faktoren aufmerksam gemacht und beispielhaft beschrieben, daß ein Arzt, der ältere Menschen behandelt, ein Psychogeriater, in erster Linie ein umfassend ausgebildeter Internist sein muß. Jansen hat auf die Grenzen der apparativen Diagnostik hingewiesen und das Übermaß apparativer Diagnostik in Frage gestellt, er hat gleichzeitig die besondere Bedeutung der Psychotherapie unterstrichen und die Wichtigkeit situativer Faktoren hervorgehoben: Wohnungswechsel oder Heimüberweisung sollten deshalb stets besonders gut vorbereitet werden und nie ohne Grund erfolgen. In zeitlichem und auch kausalem Zusammenhang damit auftretende zerebrale Dekompensationen zeigen, daß es sich dabei um besonders bedenkenswerte Maßnahmen handelt, die allen Entscheidungsträgern - insbesondere den Hausärzten - eine große Verantwortung auferlegen. Nachdrücklich unterstrichen wurde von allen Referenten die Bedeutung der ambulanten Behandlung.

Auf dem Hintergrund der Multimorbidität wurde die Forderung nach Intensivierung multidisziplinärer Zusammenarbeit nachdrücklich erhoben. In diesem Sinne ist Geriatrie eine multidisziplinäre medizinische Disziplin.

Nicht immer sind es zerebrale Symptome, die das Beschwerdebild bestimmen und auf eine zerebrale Ursache hinweisen, und umgekehrt haben zerebrale Symptome häufig eine extrazerebrale Ursache. Therapeutischer Nihilismus ist keineswegs am Platze, wurde übereinstimmend betont, und "Schlafmittel sind nicht immer die besten Schlafmittel".

Viel zu wenig bekannt ist, daß depressive Krisen als Folge von Verlust, Isolation und Vereinsamung sehr häufig Prodromalerscheinungen eines beginnenden zerebralen Abbaus sind. Unterstrichen wurde deshalb die Notwendigkeit psychologischer Beratung, auch die Notwendigkeit von Gesprächstherapie. Arzneimittel sind in diesem Sinne nicht immer die "besten Arzneimittel", und sie sollten immer erst dann eingesetzt werden, wenn andere Möglichkeiten ausgeschöpft sind.

Damit eröffne ich die allgemeine Diskussion.

Frage aus dem Plenum

Die Ausführungen von Herrschaft waren statistisch so einleuchtend, daß wir uns in der nun folgenden Diskussion auf die tatsächlich wirksamen Medikamente beschränken sollten. Was mir auffiel, war, daß über Nebenwirkungen wirksamer Präparate - wie Encephabol® und andere - nichts gesagt wurde. Gerade beim Encephabol® sehen wir in der Praxis - wenn die Compliance gut ist - gerade bei älteren Patienten ("Zerebralsklerotikern") sehr oft Unruhezustände. Die Compliance hört meist auf, wenn die Patienten in der Familie leben. Die Angehörigen geben die Medikamente nicht mehr, weil sie ihre Familienmitglieder lieber etwas ruhiger, vielleicht auch etwas verwirrter haben möchten als unruhig mit Fortstreben u. ä. Noch ein weiterer Punkt, wovon wir nichts gehört haben: Stichwort: Kombinationspräparate. Sie bewähren sich gerade bei älteren Patienten mit Herzinsuffizienz - die laufend Digitalis benötigen -, da man damit auch die Compliance verbessern kann. Sie haben dann eben nur eine Pille zu nehmen. Dazu entschließen sie sich eher.

Antwort HERRSCHAFT

Die Untersuchungsergebnisse zur Wirkung der sog. vaso- oder metabolisch aktiven Substanzen sind den entsprechenden pharmazeutischen Firmen bekannt. Ich müßte noch ergänzen, daß neben den Arbeiten, die von unserer Arbeitsgruppe durchgeführt wurden, weltweit etwa 12 andere Arbeitsgruppen entsprechende Untersuchungen durchgeführt haben, wobei sowohl die Durchblutung als auch der Sauerstoffverbrauch des Gehirns gemessen wurden.

Ab 1965 wurde für rCBF-Messungen überwiegend die ^{133}Xenon-Clearance-Methode angewandt.

Es sind hier von den verschiedenen Arbeitsgruppen - mit wenigen Ausnahmen - absolut identische Befunde erhoben worden. Es ist z. B sehr eindrucksvoll, daß von 1950 - 1978 etwa 10 Arbeitsgruppen mit ihren Untersuchungsergebnissen zur Wirkung von Dihydroergotoxin auf Durchblutung und Sauerstoffverbrauch identische Befunde - näm-

lich dessen Wirkungslosigkeit - mitteilen. Also dies ist den Firmen
bekannt.

Sie hatten die Digitalisierung angesprochen. Vielleicht darf ich damit
gleich eine Anfrage von einem anderen Kollegen beantworten, der
fragt: "Gilt es als gesichert, daß die Hirndurchblutung durch pro-
phylaktische Digitalisierung und gleichzeitige Gabe eines zerebralen
Stimulans gesteigert werden kann?"

Dazu muß man sagen, daß Digitalis nur dann einen Effekt am Hirnkreislauf entfaltet, wenn eine manifeste Herzinsuffizienz vorliegt, ein
Eigeneffekt von Digitalis oder Strophanthin am Gehirn ist nicht belegt. Wir bevorzugen Digitalis, weil damit nach initialer i.v. Therapie die orale Weiterbehandlung wesentlich bequemer durchzuführen
ist als mit Strophanthin.

Zu den Kombinationspräparaten ist zu sagen, daß es keine Untersuchungen über deren Effekt am Hirnkreislauf gibt. All diese Substanzen liegen nur als Per-os-Form vor und konnten mit unserer Methode
zumindest nicht geprüft werden.

Frage aus dem Plenum
(Zur Strophanthinwirkung auf die Gehirndurchblutung)

Antwort HERRSCHAFT

Es handelt sich um die Frage zur spezifischen Wirkung von Strophanthin am Hirnkreislauf. Ich weiß, daß man in Wien Strophanthin
in der Therapie bevorzugt. Die Untersuchungsergebnisse von Herrn
Heiss zum Strophanthin am Hirnkreislauf konnten von anderen Ar-
beitsgruppen, die die Untersuchungen wiederholt haben, nicht bestätigt werden. Strophanthin und Digitalis haben am Hirnkreislauf
nur dann einen Effekt, wenn eine manifeste Herzinsuffizienz vorliegt.
Eine manifeste Senkung des Herzminutenvolumens muß deutlich sein.
Es handelt sich dabei in der Regel um AV-Blöcke 2. bis 3. Grades,
Herzinfarkte oder stärkere Herzrhythmusstörungen. Der Effekt von
Digitalis bei manifester Herzinsuffizienz am Hirnkreislauf ist belegt.
Bei gesunden Personen haben weder Strophanthin noch Digitalis ei-
nen Effekt.

Frage aus dem Plenum

Mich hat sehr beeindruckt, was Herr Herzmann über seinen Einsatz
in der Klinik gesagt hat; denn es zeigt ja, daß wir neben der pharmakologischen Beeinflussung auch durch andere Maßnahmen sehr
viel erreichen können. Ich glaube, es ist doch sehr beachtenswert,
daß Sie einen solchen Einsatz gezeigt haben mit solchen Erfolgen;
denn ich glaube, es ist sehr schwer, in der Klinik bei diesen schwer
kranken Patienten, die ja meistens als bettlägerig eingewiesen wer-

den, solche Aktivierungen zu erzielen, die m. E. auch neben der Pharmakotherapie durchgeführt werden müssen.

Ich hätte dazu eine Frage, die m. E. auch Herrn Jansen betrifft.

Bei der Therapie mit Encephabol® oder anderen Stoffwechsel-aktivierenden Substanzen, müßte man dann eigentlich eine Dauertherapie einleiten? Machen Sie grundsätzlich eine Dauertherapie, oder ist das Beispiel mit den 12 Wochen - das hat wohl Herr Fischer gesagt - nur im Rahmen einer Testreihe gelaufen, oder meinen Sie, daß man diese Versuche weiterlaufen lassen muß?

Bezüglich der Erfahrung von Herrn Herzmann kann ich nur sagen, daß man diese Erfahrung ja eigentlich auf den praktischen Bereich übertragen müßte, und ich glaube sogar sagen zu können, daß man dies mit Erfolg machen kann. Allerdings sind es dann nicht so schwerkranke Patienten, sondern es sind Patienten mit beginnenden psychoorganischen Syndromen. Ich habe solche Erfahrungen gemacht in der Praxis durch Zusammenfassung dieser Patientengruppen, in denen die Patienten vorwiegend durch Gesprächstherapie aktiviert werden. Aber ich finde die Anregung von Herrn Jansen im Hinblick auf die Maltherapie sehr interessant. Ich glaube, daß man diesen Patienten sehr helfen kann, wenn man sie in Gruppen zusammenfaßt. Das bringt neben der pharmakologischen Therapie gute Ergebnisse.

Meine Frage: Dauertherapie mit Encephabol® und/bzw. mit anderen Stoffwechsel-aktivierenden Substanzen?

Moderation BERGENER

Die Frage möchte ich an alle Referenten weitergeben. Herrn Fischer bitte ich, zum Problem der Kombinationspräparate Stellung zu nehmen.

Antwort JANSEN

Ich kann ihre Frage dahingehend beantworten, daß wir mit Encephabol® eine Intervalltherapie betreiben, und zwar etwa während 12 Wochen Encephabol geben in individuell angepaßter Dosierung, um eben diese Erregungserscheinungen zu vermeiden, die tatsächlich vorkommen können. Ich sprach auch von 93 % guter Verträglichkeit. Wenn Sie Encephabol zu hoch dosieren und zu lange geben, ohne entsprechende Pausen zu machen, dann kann es zu diesen Erregungszuständen kommen. Ich glaube, es gibt kein Arzneimittel, das völlig nebenwirkungsfrei ist. Die Erregungszustände unter Encephabol sind völlig harmlos und klingen automatisch ab, sobald Sie Encephabol absetzen. Sie sind also nicht behandlungsbedürftig. Sinnvoll ist sicherlich eine Intervalltherapie, 12 Wochen Encephabol, vielleicht 4 bis 6 Wochen Pause einschalten, und dann wiederum eine Therapie betreiben.

Damit dürfte ich wohl diese Frage ausreichend beantwortet haben.

Die "Maltherapie" wird übrigens noch in diesem Jahr publiziert. Wir werden dann auch entsprechende Sonderdrucke an alle Krankenhäuser verteilen.

Antwort FISCHER

Voraussetzung für eine Therapie mit Antihypoxidotika ist eine vorausgehende Basistherapie, z. B. mit Digitalis. Weiterhin müssen die Blutdruckwerte, das Gewicht, der Vitamin-B_{12}-Spiegel, der Eisenspiegel, der Hämatokrit, die Schilddrüsenwerte überprüft und pathologische Abweichungen therapeutisch korrigiert werden. Nach dieser Basistherapie wird die Zusatztherapie mit Antihypoxidotika eingeleitet. Wir gehen dabei pragmatisch vor. In einem halben bis einem Jahr können wir durch unsere Hirnstoffwechseluntersuchungen unterscheiden, ob eine Glukoseaufnahmestörung, eine Glukoseverwertungsstörung, eine O_2-Verwertungsstörung vorliegt. So lange wir das nicht können, müssen wir den therapeutischen Effekt ex juvantibus überprüfen. Ein Medikament, von dem wir experimentell wissen, daß es wirkt, wird für einen 2 - 6wöchigen Zeitraum eingesetzt und die Wirkung abgewartet. In diesem Zeitraum untersuchen wir auch die Tablettencompliance. Wenn feststeht, daß kein Wirkungseintritt erfolgt, gehen wir zu einem zweiten oder dritten Präparat aus der Antihypoxidotikareihe über. Wirkt auch das dritte Antihypoxidotikum nicht, so verlassen wir diese Therapie. Die Therapie ist also pragmatisch geprägt auf dem Hintergrund experimenteller Erfahrung.

Antwort HERRSCHAFT zu der gleichen Frage

Wir sind heute schon in der Lage, am Gehirn eine Fülle von Stoffwechselparametern gleichzeitig zu bestimmen, wobei wir allerdings das Gehirn nur als Globalorgan beurteilen können. Es ist durchaus möglich, die globale Hirndurchblutung zu messen und eine Aussage über den globalen Sauerstoffverbrauch, den globalen Glukoseverbrauch und einige andere Stoffwechselparameter zu treffen. Wir können also global am Gehirn schon zwischen Durchblutungsstörungen, Sauerstoffaufnahme- und -verwertungsstörungen, Glukoseaufnahme- und verwertungsstörungen etc. unterscheiden. Schwierigkeiten bereitet es, diese Parameter im regionalen Bereich zu bestimmen. Für die zerebrale Durchblutung ist dies möglich und mit Einschränkungen auch für den Sauerstoffverbrauch.

Antwort HERZMANN

Ich möchte etwas sehr Schlichtes sagen, und zwar in erster Linie in diesem Rahmen, was das organische Psychosyndrom angeht, zu der Problemgruppe der Alterspatienten. Ich meine, wir müssen auf 2 Beinen gehen, auf dem somatischen und dem psychologischen.

Wir sollten nicht hergehen, bei der Verwendung encephaboler Substanzen oder nootroper Substanzen, oder wie man sie nennen will, uns zu fragen, was macht das Medikament, sondern wir müssen uns die Frage vorlegen, was ermöglicht uns das Medikament? Was können wir mit dem Patienten jetzt tun? In welchen Trainingsprozeß können wir ihn durch den Medikamenteneffekt hineinbringen? Ich möchte mich der Auffassung meiner Kollegen anschließen, daß man eine Intervalltherapie bevorzugen sollte. Man sollte die ersten Effekte ausnutzen, um dem Patienten zum Training zurückzuverhelfen. Ich glaube, ich gehe da einig mit der Diskussionsbemerkung von Herrn Wiesenfeld: Medikamente machen nicht nur etwas, sondern Medikamente ermöglichen etwas. Ich glaube, wir sollten das somatologisch und psychologisch betrachten; ich glaube, dann helfen wir unseren Patienten am ehesten. Es war mir ein Anliegen, das nochmals zum Ausdruck zu bringen.

Antwort WIECK

Wir dürfen nicht verkennen, daß die hier angesprochenen Substanzen - die zerebralen Antihypoxidotika, wie wir sie nennen - erst seit kurzem wieder für das therapeutische Handeln interessant geworden sind. Diese Mittel sind als vasoaktive Substanzen abgetan worden; und auf diesem Wege wirken sie sicher nicht.

Erst in neuerer Zeit ist es gelungen, die zentrale Wirkung ins Auge zu fassen und zu untersuchen. Alle Redner haben betont, daß wir hier einen außerordentlich komplexen Vorgang berücksichtigen müssen, nicht nur den extrakraniellen Bereich, sondern auch die Wirkungsmechanismen im Gewebe selbst, am Neuron.

Wenn Sie bedenken, wie kompliziert die Membranen aufgebaut sind, welche verschiedenen Fermentsysteme in ihnen wirksam werden, dann ist verständlich, daß dies noch viele Untersuchungen erfordert. Außerdem muß bedacht werden - und das ist noch nicht erwähnt worden -, daß es sehr häufig zu Spontanremissionen kommt, die uns gewissermaßen das Konzept der Effizienzkontrolle verderben. Wir gebrauchen daher sehr große Stichproben. Es wurde bereits ausgeführt, daß bei Doppelblindstudien 100 Patienten oder mehr einbezogen werden. Es ist sehr schwierig und mühselig, exakte klinische Studien durchzuführen, um auch wissenschaftlich begründete Aussagen treffen zu können. Die Forschung hat sich diesem Gebiet wieder zugewandt, und ich bin sicher, daß wir in wenigen Jahren mehr über die Wirkweisen wissen werden, wobei dem Gewebsfaktor wohl eine besondere Bedeutung zukommen wird.

Es könnte sich etwa herausstellen, daß als Ursache für zerebrale Hypoxidosen nicht die Durchblutungsstörung an erster Stelle steht, sondern die Entgleisung verschiedener Enzymsysteme, die wiederum Störrückstände hinterlassen, dafür verantwortlich ist. Diese bisher nicht geklärten Fragen erschweren tatsächlich die Prüfungen und auch die Aussagen über die Wirkweisen der Substanzen, aber auch die Kenntnis der Nebenwirkungen.

Jeden Tag beobachten wir, meine Damen und Herren, daß das Zustandsbild bei dem Patienten mit zerebralen Durchblutungsstörungen über den Tag hin außerordentlich schwankend verlaufen kann. Während der Visite unterhält sich der Kranke noch mit uns, ohne daß dabei Störungen seines Gedächtnisses oder des Denkablaufes bemerkt werden; zur Besuchszeit wenig später vermag er den Angehörigen nicht mehr zu erkennen oder eine Unterhaltung mit ihm zu führen. Das kann 5 oder 10 Minuten, aber auch sehr viel länger anhalten, teils auch in einen sogenannten "Verwirrtheitszustand" oder einen Erregungszustand übergehen.

Daß diese Schwankungen und Beeinträchtigungen durch die Substanzen hervorgerufen werden sollen, wage ich zu bezweifeln; dafür gibt es bis heute keine Beweise.

Frage aus dem Plenum

Ist es denkbar, daß durchblutungsfördernde Mittel - wie das Herr Herrschaft gemessen hat - die Durchblutung regional in bestimmten Gebieten vermindern, in anderen jedoch verbessern?

Es scheint Medikamente zu geben, die Hirnleistungen verbessern und zugleich eine Verschlechterung der Durchblutung hervorrufen? Ist das ein Widerspruch, den man sich erklären kann, oder müssen wir mit diesem Widerspruch leben?

Antwort HERRSCHAFT

Ich habe diese Frage auch schriftlich vorliegen. Es geht darum, zu beurteilen, ob Medikamente, die nachweislich keinen Effekt auf die Durchblutung des Gehirns haben, unter Umständen doch einen Stoffwechseleffekt besitzen können.

Ich halte dies grundsätzlich für möglich, darf aber sagen, daß die bisherigen Untersuchungen mit der regionalen O_{15}-Methode - d.h. die Messung des regionalen Sauerstoffverbrauchs - dasselbe Resultat wie die Durchblutungsmessungen ergeben haben, wobei sich herausstellte, daß der Durchblutungsparameter wesentlich empfindlicher ansprach als der Parameter Sauerstoffverbrauch. Es ist zukünftigen Arbeiten vorbehalten zu zeigen, ob zerebraler Sauerstoffverbrauch und Glukoseverbrauch regional unter Umständen durch diese Substanzen gebessert werden können, ohne daß die Durchblutung eine Veränderung zeigt. Dazu ist heute eine verbindliche Aussage nicht möglich.

Was die EEG-Änderungen unter Dihydroergotoxin anbetrifft, so darf ich Ihnen sagen, daß es eine größere Zahl von Untersuchungen mit sehr unterschiedlichen Resultaten gibt. Von 10 mir bekannten Arbeiten zeigen 5 keinen Effekt des Dihydroergotoxins, 2 einen negativen und 3 einen positiven.

Es ist außerordentlich schwierig, den Wert des EEGs für die Beurteilung der Wirkung der hier in Rede stehenden Medikamer.te einzuschätzen. Bei unseren eigenen Untersuchungen erwies sich gerade das EEG als ein außerordentlich weicher Parameter, der am schlechtesten mit den anderen Parametern korrelierte.

Ich möchte noch etwas Grundsätzliches zur unterschiedlichen Beurteilung der Wirksamkeit von Pharmaka durch verschiedene Autoren anmerken. Entscheidend ist, daß für entsprechende Prüfungen homogene Patientenkollektive verwandt werden. Wenn ein Patientenkollektiv - wie z. B. bei uns - mit einer akuten Ischämie bei gesicherter Mediastenose und entsprechenden neurologischen Ausfällen in ausreichender Patientenzahl (n = 25) mit entsprechender Kontrollgruppe zur Untersuchung gelangt, können Sie zumindest für dieses Krankheitsbild und für diese Patientengruppe eine hinreichend sichere Aussage zur Wirkung eines Medikamentes treffen.

Ob diese Aussage dann auf andere Patientenkollektive übertragbar ist, ist wiederum eine ganz andere Frage. Sie sehen daran, wie schwierig solche Untersuchungen sind, und ich kann eigentlich darin Herrn Wieck nur bestätigen.

Antwort HERZMANN

Es ist noch eine weitere schriftliche Anfrage hier, die genau lautet: "Wie lauten die neuesten Ergebnisse der EEG-Forschung beim organischen Psychosyndrom?"

Darauf möchte ich gleich antworten, möchte aber zuvor noch zu der Aussage von Prof. Herrschaft, EEG-Daten seien weiche Daten, etwas näher Stellung nehmen.

Das ist nicht nur ein methodisches, sondern ein methodologisches Problem. Patienten, bei denen man EEG-Untersuchungen durchführt, sollten möglichst einen bestimmten Wachheitsgrad haben, weil man schon bei veränderter Vigilanz bei Abgriffen des EEG über gleichen Hirnregionen zu ganz unterschiedlichen Resultaten kommen kann, und das ist das Problem der Pharmakaforschung mit Hilfe des EEG. Das ist eines der Probleme. Ein anderes ist das der angewendeten maschinellen Auswertetechnik, wenn ich das so schlicht ausdrücken darf. Da geht es von der Intervallzeitanalyse zur kombinierten Analyse von Intervallzeiten und Amplituden, da geht es dann weiter bis zur Spektralanalyse. Vom Methodologischen her - und das ist, so glaube ich, ein beachtenswerter Einwand, Herr Herrschaft - gleichen sich kaum zwei Arbeiten. Das muß man wohl berücksichtigen, wenn man das Argument, das Herr Wiesenfeld brachte, richtig werten will. Ich möchte meinen, daß auf diesem Sektor die Arbeiten noch sehr stark in der Entwicklung stecken und daß man abwarten muß, bis hier stabilere und vergleichbarere Verfahren vergleichbare Arbeiten ermöglichen. Das ist das eine.

Das andere, was aus der allgemeinen Frage hervorgeht, die ich hier zu behandeln habe, ist folgendes: Wir müssen uns ja klar machen, daß, wenn wir das Wort organisches Psychosyndrom aussprechen, erstens - wenn ich das so trivial sagen darf - wir ja keine Diagnose stellen, sondern daß die Art Diagnose dahinter zunächst noch gesucht werden muß; zweitens sagen wir nicht, ob es sich um ein akutes organisches Psychosyndrom handelt oder um ein chronisches. Insofern sind diese Fragen auch differenziert an den EEG-Spezialisten zu richten, und da darf ich - um die Frage überhaupt beantworten zu können - vielleicht als ganz grobe Faustregel sagen, je akuter das organische Psychosyndrom ist, um so eher werden Sie Veränderungen im EEG finden. Je chronischer, um so weniger deutlich ausgeprägt treffen Sie entsprechende Veränderungen an. Ein pathologisches EEG wird die Diagnose stützen, ein unauffälliges EEG widerspricht ihr nicht, und das wird oft übersehen. Ein EEG, in dem die Beurteilung steht, es finden sich keine Anzeichen einer pathologischen bioelektrischen Hirntätigkeit, besagt nicht, daß Ihre Diagnose organisches Psychosyndrom nicht zutrifft. Hier führt die Klinik und entscheidet die Klinik.

Um das ein klein wenig zu relativieren und die Frage, die mir dahinterzustecken scheint, zu beantworten, möchte ich noch 2 Bemerkungen anfügen: das eine, daß man nach großen Querschnittsuntersuchungen an einer "Normalpopulation" einen Altersgang des EEG festgestellt hat mit eindeutigen Frequenzverlangsamungen der Grundaktivität mit zunehmendem Alter. Das waren Arbeiten von Rubicek und Matejcek in der Schweiz. Diese haben daraus die Schlußfolgerung gezogen, daß Substanzen, die einen wesentlichen Einfluß auf den Hirnstoffwechsel hätten, dann auch eine Frequenzbeschleunigung zur Folge haben müßten. Das sind nun ausgerechnet die Substanzen, auf deren Wirksamkeit auch Prof. Herrschaft hingewiesen hat.

Es sind da nämlich das Piracetam, dann das Extract. sang. deprotein., das Centrophenoxin und das Encephabol® zu nennen, bei denen entsprechende Studien vorliegen. Das deckt sich also völlig mit ihren Messungen.

Zu der speziellen Frage eines Kollegen: "Wie lauten die neuesten Ergebnisse?" darf ich auf Literatur verweisen. Ein Mitarbeiter von Herrn Prof. Wieck, Herr Flügel, hat sie sehr umfassend in einer Monographie dargestellt. Ich glaube, der Titel heißt: "Das EEG bei

Funktionspsychosen". Dort ist - wie mir scheint - in einer unendlichen Mühe zusammengetragen worden, was es beim organischen Psychosyndrom an Veränderungen im EEG gibt.

Frage aus dem Plenum

Herr Herzmann hat in seinem Vortrag sehr eindringlich auf die von ihm so genannten schlichten Dinge hingewiesen, und unter diesen schlichten Dingen habe ich - wenn ich richtig verstanden habe - gehört, daß ein wesentlicher Teil seiner therapeutischen Bemühungen das Aufbautraining ist. Der Effekt dieses Aufbautrainings zeigte sich an der Rehabilitations- und Entlassungsquote pflegebedürftiger, bettlägeriger Patienten. Daraus ergibt sich die Frage, wenn durch ein körperliches Funktionstraining solche Effekte erzielt werden konnten, weshalb sind diese Patienten in diesen Zustand gekommen?

Die nächstliegende Antwort: durch Inaktivität. Dieser Zustand müßte also wesentlich Folge einer weitgefächerten Inaktivität - wenn Sie wollen: Atrophie - gewesen sein. Daraus resultiert die präventive Überlegung und Frage:

Muß man nicht bei allen Menschen, die gefährdet sind, vorbeugend darauf achten, daß sie nicht in eine solche Inaktivität ihres gesamten Lebensbereiches geraten?

Antwort HERZMANN

Vielleicht darf ich dazu eine Antwort geben, die ich nun nicht mit Ihre Feststellungen bejahenden eigenen klinischen Erfahrungen belegen möchte, sondern aus den sehr umfangreichen Studien, die seit Jahren mit Längsschnittuntersuchungen im Bonner Psychologischen Institut unter Herrn Prof. Thomae und Frau Prof. Lehr zusammengetragen worden sind. Im Rahmen dieser Arbeiten hat sich folgendes ergeben:

Daß Menschen mit sehr stark zur Monotonie-Arbeit hin orientierten Tätigkeiten bei psychologischer Untersuchung im höheren Alter einen sehr viel höheren Grad von Ausfällen zeigen gegenüber Menschen, die differenzierten Belastungen ausgesetzt waren, und daß - ich darf hier ein Beispiel herausgreifen ohne jede Wertung - die extreme Hausfrau, die sich also ganz auf den Haushalt beschränkt und keinerlei Interessen nebenbei pflegt, sehr viel früher altert als eine berufstätige Frau. Das sind Untersuchungen, die diese Erkenntnisse eindeutig stützen. Das belegt offenbar, daß durch differenzierte intellektuelle, aber auch emotionelle Belastung die Funktionen durch Training bis ins hohe Alter erhalten bleiben können, während durch Nichtfordern dieser Belastungen im Alter auf diesen Sektoren auch keine Resonanz kommt.

74

Das sind Ergebnisse, die uns die Psychologen als schlichte Statistiken hinlegen, ein neurophysiologisches oder neurochemisches Korrelat dazu ist mir nicht geläufig.

Moderation BERGENER

Herr Jansen, Sie hatten auf die Diskrepanz zwischen Ausfallerscheinungen und Kompensationsmöglichkeiten hingewiesen und daraus die Notwendigkeit rehabilitativer Maßnahmen abgeleitet, die auf eine Stärkung kompensatorischer Funktionen abzielen.

Würden Sie bitte zu der Frage des Kollegen Stellung nehmen?

Antwort JANSEN

Ja, ich kann eigentlich nur Herrn Herzmann wiederholen. Es ist genau so: Wie Sie ein körperliches Training auch im hohen Alter in vorsichtiger Dosierung betreiben können, so können Sie auch ein geistiges Training betreiben. Man verfällt nur oft in den Fehler, daß man mit diesem Training zu spät anfängt, weil die meisten alternden Menschen gar nicht auf ihr Alter vorbereitet sind. Darum habe ich auch von der sog. Gerohygiene gesprochen. Darunter verstehe ich, daß man relativ frühzeitig - mit 45 oder 50 Jahren - anfangen sollte, den Menschen auf sein Alter vorzubereiten. Die kompensatorischen Möglichkeiten sind viel größer, als wir allgemeinhin meinen. Wir verfallen immer noch dem Trugschluß: Zerebralsklerosen - zerebrale Krisen - Sense - nichts mehr zu machen. Das ist ein Nonsens. Wir können unheimlich viel herausholen, gerade auch mit rehabilitativen Maßnahmen, ob sie sozialer Art sind, ob sie körperlicher oder geistiger Art sind.

Sie müssen sich einmal den hohen Aufforderungsgrad vorstellen, wenn man sich überhaupt um die alten Menschen kümmert. Wer kümmert sich denn schon um sie? Unsere Gesellschaft tut es nicht. Die Ärzte haben keine Zeit. Wer kommt denn da noch in Frage?

Jetzt finden sie einen Arzt, der sich wirklich um sie kümmert. Da steckt schon eine Menge Therapie drin. Dann kommt das Erfolgserlebnis. Der alte Mensch merkt, daß es ihm besser geht. Wir haben einmal eine psychopathometrische Untersuchung gemacht und haben allein durch die Tatsache, daß sich 2 Psychologen mit den Alten beschäftigten so enorme - ohne Medikamente - geistige Auftriebe gesehen, daß wir völlig verblüfft waren. Es war aber so, daß dies zuerst widerwillig aufgenommen wurde, und beim 2. und 3. Mal hieß es: "Wann haben wir denn den nächsten Unterricht?", mit einer Begeisterung, die uns tatsächlich verblüfft hat. Es ist ein Erfolgserlebnis, wenn der Psychologe es richtig versteht und dann sagen kann: "Sie haben in der letzten Aufgabe gut abgeschnitten." Dann kommt eine gewisse Eifersucht auf: "Also wie habe ich denn abgeschnitten? War ich genauso gut, oder war ich nicht so gut?"

Das Erfolgserlebnis ist wichtig, der Aufforderungsgrad ist wichtig, und dabei erreichen Sie eine soziale Rehabilitation, die Sie mit keiner Tablette erreichen können. Es ist ganz klar, Medikamente können immer nur unterstützen.

Ich habe aber eine andere Frage an die Herren, die sich mit Experimenten beschäftigen. Ist es denn immer notwendig, jeden therapeutischen Effekt auch im Experiment nachzuweisen?

Es gibt doch so viele Arzneimittel, die wirken und von denen wir gar nicht wissen, wie sie exakt wirken. Wir kennen noch nicht mal den Stoffwechsel vom Digitalis im Herzmuskel, und trotzdem nehmen wir Digitalis, wobei der Unterschied zwischen Digitalis und Strophanthin beim alten Menschen praktisch gleich Null ist.

Ich finde, wir verlassen uns immer zu sehr auf die Apparaturen.

Kann man nun den Menschen in jedem Fall in Experimente zerlegen? Es sind Arzneimittel dabei, die Herr Prof. Herrschaft genannt hat, die sicherlich wirksam sind und von denen man auch etwas sieht, wobei wir nicht wissen, wie sie wirken, warum sie wirken. Entscheidend ist doch, daß sie überhaupt wirken, und wenn es Plazebos sind. Wenn ein Plazebo eine Arzneimittelwirkung zeigt, ist es kein Plazebo mehr in meinen Augen, sondern dann ist es ein Arzneimittel.

Wir haben doch eine ganze Menge homöopathisch wirksamer Präparate, wir haben eine Menge pflanzlicher Präparate - denken Sie an Baldrian -, von denen wir gar nicht wissen, wie sie wirken. Wenn 60 bis 70 % der Patienten mit einem Baldrianpräparat schlafen können, dann ist Baldrian eben kein Plazebo, sondern ein Arzneimittel. Dann arbeite ich eben mit Plazebopräparaten in einer sinnvollen Therapie, für den alten Menschen völlig unschädlich.

Ich glaube den Experimenten, sie helfen uns weiter, aber ob sie nun maßgebend sind für die Beurteilung dessen, was wir am alten Menschen sehen, das bezweifle ich.

Gerade die Psychometrie ist von Prof. Wieck ziemlich aktiviert worden, es fehlen uns aber internationale Standards. Das ist das Manko - so glaube ich -, Herr Wieck. Wenn jedoch die Erlanger und die Nürnberger Psychologen zusammenfinden könnten, dann meine ich, daß wir schon so viele Untersuchungen gemacht haben, es sind dann wohl 5000 oder 6000 Fälle, über die wir dann gemeinsam verfügen würden. Wenn wir uns einmal zusammensetzen würden am runden Tisch und die Fälle ausarbeiten, dann glaube ich, daß wir mit Wieck zusammen internationale Standards aufstellen könnten. Das wäre im

Bereich des Möglichen. Das soll als Anregung dienen, daß er mich mal in den nächsten Tagen anruft oder einer seiner Mitarbeiter etwas von sich hören läßt.

Moderation BERGENER

Wir fassen diese Tagung gerne im Sinne einer Transmitterrolle auf und vermitteln zwischen Erlangen und Nürnberg.

Sie haben die wichtige Frage angesprochen, wie man sich auf das Alter vorbereitet und wann. Zu dem "wie" muß man sehr eindeutig sagen, daß alles, was man unternimmt und beginnt, nur weil man glaubt, sich dadurch besser auf das Alter vorzubereiten oder einer Veränderung vorbeugen zu können, ohne positiven Effekt bleibt. Man muß das unabhängig davon tun, einfach weil dieses oder jenes einem Freude macht, nicht im Sinne eines Programms. Vom Zeitpunkt her ist ganz eindeutig zu sagen, daß das Bild, das wir von uns selbst haben, zwischen dem 50. und 55. Lebensjahr positiver ist als danach, so daß spätestens in dieser Zeit vorbereitende Maßnahmen auf das Alter einsetzen sollten.

Aber Sie haben da ein sehr heißes Eisen angepackt - und mir ist schon etwas zugeraunt worden hier von rechts, sonst wird mir häufiger von links etwas zugeraunt, aber da sitzt heute niemand.

Vielleicht, Herr Wieck, nehmen Sie zunächst Stellung.

Antwort WIECK

Schon vor 6 Jahren haben wir eine Gesellschaft gegründet, die zur Aufgabe hat, nicht nur mit den Kliniken in Deutschland und im Ausland zusammenzuarbeiten, sondern auch die niedergelassenen Kollegen einzubeziehen. Herr Fischer wird das bestätigen können, er hat auf dem letzten Kongreß unserer Gesellschaft in Innsbruck ein Referat gehalten. Seit langem bieten wir diese Mitgliedschaft, aber auch die Testverfahren für die Praxis an.

Die in unserem Arbeitskreis entwickelten messenden Verfahren sind tatsächlich nicht nur valide und reliabel, zuverlässig und objektiv, sondern sie haben einen anderen entscheidenden Vorteil, der sie ebenfalls von den psychometrischen Verfahren unterscheidet, sie sind ökonomisch, also in kurzer Zeit abzunehmen. Herr Fischer erwähnte das schon.

Alle Tests können vom paramedizinischen Personal abgenommen und auch ausgewertet werden, so daß Erfolgskontrollen in der Praxis möglich sind.

Eine Frage halte ich noch für außerordentlich wichtig; sie ist bisher nicht diskutiert worden: Die Frage nach der Fahrtüchtigkeit älterer

Personen. Wenn Sie dafür einen Beleg haben wollen, ob der ältere Patient noch fahrtüchtig ist oder nicht, so testen Sie ihn. In wenigen Minuten können Sie mit dem Syndrom-Kurztest den Schweregrad der Funktionspsychose bestimmen. Für alle diese praktischen Fragen sind die Testverfahren in jahrelanger Entwicklungsarbeit erstellt worden und nun auch für die Praxis verfügbar. Entscheidend ist, daß wir damit Verlaufsdiagramme erstellen können, wie sie Herr Fischer schon gezeigt hat.

Eine weitere damit zusammenhängende Frage ist zu berücksichtigen: Funktionspsychosen sind bei allgemeiner Arteriosklerose sehr häufig vorhanden. Wenn das von einigen Kollegen nicht bestätigt werden kann, mag es daran liegen, daß die Patienten erst dann zu ihnen kommen, wenn auch neurologische Ausfallerscheinungen hinzugetreten sind. Wir haben heute übereinstimmend gehört, daß neben der neurologischen Symptomatik fast immer psychische Erscheinungen auftreten bzw. vorhanden sind. Überwiegt die allgemeine Durchblutungsstörung, dann treten die psychischen Erscheinungen - die Funktionspsychose - hervor; ist das Augenmerk vorwiegend auf die Lähmung gerichtet, werden die leichteren psychischen Störungen oft übersehen.

Frage aus dem Plenum

Wann ist eine zwingende Notwendigkeit gegeben, bei Schwindelzuständen und leichten peripheren Störungen - nicht etwa 80jähriger, sondern etwa 50jähriger - ein Zustandsbild anzunehmen, das man als Präapoplexie bezeichnen könnte? Eine Erfahrung - die wir in der Praxis immer machen - zeigt, daß es bei Blutdrucksenkung zur Vermehrung und Verstärkung der zerebralen Störungen kommen kann. Es ist wichtig, diese Störungen nicht zu verstärken, sondern die Hypertonie in Kauf zu nehmen und die Hypertonie erst dann zu behandeln, wenn man die zerebrale Ausgangssituation verbessert hat.

Dann eine weitere Frage: In der Rehabilitationstherapie von "Pflegefällen" stoßen wir in der Praxis auf die Hürde der wirtschaftlichen Machbarkeit, d. h. die Krankenkassen, Vertrauensärzte u. ä. wehren sich dagegen, "Pflegefälle" klinisch unterzubringen, wo sie betreut werden, über Monate, verbunden mit hohen Kosten, mit gewissen Aussichten auf Besserung, aber doch relativ unsicheren Aussichten.

Antwort HERRSCHAFT

Was die Blutdrucktherapie angeht bei Patienten mit vorübergehenden oder bleibenden psychopathologischen und neurologischen Störungen, so ist zu sagen, daß wir einen Blutdruckwert anstreben, der etwa um 160:90 mm Hg liegt. Dieser Wert ist sehr sinnvoll, weil wir wissen, daß wir mit einem solchen Blutdruckwert immer oberhalb der unteren Schwelle der Autoregulation liegen und auch dann noch kei-

nen Schaden anrichten, wenn diese Autoregulation gestört ist. D. h.
also, Hypertonien mit Blutdruckwerten über 180 oder 200 und höher
sollten auf diesen Wert gesenkt werden, aber nicht darunter.

Antwort FISCHER

Ich darf vorher vielleicht noch etwas kurz zu dem Symptom "Schwindel" sagen: Wir sollten bei Schwindelzuständen prinzipiell auch internistische Diagnosen mit einbeziehen; so muß von unserer Warte aus
ein hypersensitiver Karotissinus prinzipiell ausgeschlossen werden.

<u>Nun zur Rehabilitation.</u> Patienten, die bereits eine Rente beziehen,
können, sofern sie keine Pflegefälle sind, in Häusern der BFA und
LVA eine medizinische Rehabilitationsmaßnahme nach § 184 a RVO erhalten. Da dieser Paragraph jedoch nicht allgemein bekannt ist, die
Kassen auch diesen Paragraphen im Sinne des Kostendämpfungsge-
setzes nicht propagieren, wird diese für den Patienten sehr gute
und meist erfolgreiche Maßnahme viel zu wenig angewandt. Ich darf
dabei noch auf folgendes finanzielle Problem hinweisen: Die Kassen
genehmigen sehr oft eine Genesungskur nach § 187. Bei diesen medizinischen Rehabilitationsmaßnahmen muß der Patient jedoch minde-
stens 50,-- DM pro Tag an Eigenkosten tragen. Da bei einer länger
dauernden medizinischen Rehabilitationsmaßnahme bei Anwendung
dieses Paragraphen unverhältnismäßig hohe Eigenkosten anfallen
würden, muß der praktische Arzt darauf drängen, daß die Kassen
immer den § 184 a zur Anwendung bringen.

Frage aus dem Plenum

Zunächst noch eine ergänzende Frage in bezug auf zerebrale Schwin-
delzustände, eine sehr häufige Erscheinung. Wie verordnen Sie Ence-
phabol® oder ähnliche Substanzen?

Eine 2. Frage: Wie beurteilen Sie psychotherapeutische Interventio-
nen, wenn das "Kapital" bereits in der Jugend gering ist, was z. B.
die Elastizität und Anpassungsfähigkeit angeht, im fortgeschrittenen
Alter?

Müßte nicht ein erzieherischer Effekt schon in der Jugend ansetzen,
um den "Zinseffekt" im Alter zu erhöhen?

Und schließlich eine 3. Frage: Wie steht es mit der Psychopharmakotherapie im Alter?

Antwort HERZMANN

Zur Frage der Psychotherapie im Alter würde ich sagen, wir sollten
von Schulbegriffen absehen. Das engagierte ärztliche Gespräch ist
Psychotherapie, und wenn Sie die Frage koppeln mit dem Alter, dann

würde ich sagen, sogar eine nonverbale, für den Patienten spürbare
Zuwendung ist Psychotherapie, und das werden mir die Analytiker
nicht verübeln. So würde ich meinen, daß die Zuwendung und Hin-
wendung zum Patienten, die Interessenahme, das Ihn-aus-der-Isola-
tion-Herausholen, keine Grenze kennt. Ich würde sogar meinen nach
einigen Einzelbeobachtungen, daß eine solche Auffassung vom Umgang mit den Alterspatienten selbst dann möglich ist, wenn Sie einen
dementen Patienten vor sich haben und sich "nur" an seine Persönlichkeit und das, was davon übriggeblieben ist, richten. Im übrigen,
was das "Demenz-Gespenst" angeht, so glaube ich, sollte man auch
einmal eine bestimmte Zahl in den Raum stellen, um das nochmals zu
unterstreichen, was eingangs Herr Prof. Wieck gesagt hat. Wenn wir
den Begriff "Demenz" eng fassen, dann finden wir nur bei 4 % aller
über 65jährigen eine Demenz, die der Psychiater als Demenz beschreiben würde. Das bedeutet, wir sollten diese Diagnose sehr,
sehr spät stellen und vorher schauen, ob das organische Psychosyndrom nicht etwas anderes beinhaltet als das, was wir mit Demenz
klassifizieren können. Bei 96 % der über 65jährigen haben wir uns
andere Gedanken zu machen.

Das zur Psychotherapie, und ich hoffe, Sie betrachten es nicht als
zu grobe Vereinfachung. Ich glaube, es ist eine Überzeugungsfrage.

Was die Psychopharmakotherapie angeht, so bin ich kaum in der Lage, hier jetzt eine breitere Darlegung zu machen, würde aber meinen, daß man die wesentlichsten Kontraindikationen global zusammen-
fassen sollte. Wenn man also hergeht und hinsichtlich der kardialen
Risiken, die immer wieder heraufbeschworen werden und die zweifellos existieren, sich zur Regel macht, daß immer dann, wenn im EKG
die Zeitverhältnisse verändert und verlängert sind - das fängt beim
AV-Block an, das geht über den Schenkelblock hin bis zur QT-Ver-
längerung -, d. h. immer dann, wenn Rhythmusstörungen auftreten,
sollte man vorsichtig sein. Die alte Faustregel, beim Einsatz von
Psychopharmaka bei Alterspatienten eben nur geringfügige Dosierungen zu nehmen, bewährt sich nach wie vor. Die Dosierungen gegenüber den Erwachsenendosen in der Größenordnung von einem Drittel bis zur Hälfte führen im allgemeinen nicht zu Komplikationen.
Jetzt herzugehen und die übrigen Kontraindikationen hier zu erör-
tern, dies würde, so meine ich, den Rahmen etwas sprengen, zumal
im vorigen Jahr ein Depressionssymposium beim gleichen Kreis der
Eingeladenen stattgefunden hat, wobei über Kontraindikationen bei
Antidepressiva sehr ausgiebig gesprochen worden ist. Das gilt, wenn
man ganz grob vereinfacht, auch für die Neuroleptika.

Um aber eine kleine Erfahrung mit ins Spiel zu bringen, die vielleicht Ihre Frage trifft, die mir sehr global gestellt zu sein scheint,
würde ich folgendes sagen: Wir haben in Einzelfällen überraschende
Erfolge gesehen bei der Zufuhr sehr nebenwirkungsarmer Präparate,
wobei wir - das hatte ich vorher schon erwähnt - früher dazu neig-

ten, Encephabol® zu geben und bei Erregungszuständen natürlich die Dosis zu reduzieren. Das kann uns kein Schema abnehmen. Das müssen wir individuell dosieren. Wir haben auch bei vielen Patienten 2/3 der Tagesdosis am Morgen gegeben und die nächste Dosis mittags, und abends nichts mehr. Das ist das eine. Aber wir haben dann das Präparat kombiniert versuchsweise mit L-Tryptophan, das ja keine Nebenwirkungen hat und im Grunde genommen dem Prinzip entspricht, den Aufbaustoff für einen Transmitter in höherer Konzentration zu liefern. So vereinfacht darf ich es im Moment mal darstellen. Das ist ein völlig ungefährlicher Weg, um bei Alterspatienten, bei denen Symptome der Hemmung und des Antriebsverlustes vorherrschen, erstens zu einer Verringerung der aufgeregten Agitiertheit zu kommen, zweitens zu einer Verbesserung der depressiven Hemmungserscheinungen. Drittens: das Mittel ermöglicht gelegentlich - was nicht ganz uninteressant ist - auch bei schlafgestörten Patienten abends gegeben eine gute Nachtruhe. Das aber nur als kleiner Hinweis, nicht als eine breitgestützte Erfahrung.

Ich hoffe, daß ich damit Ihren Fragen einigermaßen gerecht geworden bin.

Schlußwort BERGENER

Meine Damen und Herren,
liebe Kolleginnen und Kollegen,

ich glaube, es gehört zu den dankbarsten Aufgaben eines Moderators, auch eine fruchtbare Diskussion "rechtzeitig" zu beenden, um nicht "vorzeitig" ausgeblendet zu werden.

Es sind noch viele Fragen unbeantwortet; viele Antworten haben neue Fragen aufgeworfen. Auch auf das Problem der Medikamentenkontrolle und der kontrollierten Therapie konnte nicht ausführlicher eingegangen werden.

Es war unser Bemühen, von unterschiedlichsten Standpunkten aus in das dunkelste Gebiet der Psychiatrie hineinzuleuchten. Es hat sich dabei gezeigt, daß das organische Psychosyndrom keineswegs ein sprödes, monotones und wenig fragwürdiges Reaktionsmuster darstellt, das der psychopathologischen Forschung kaum einen Ansatzpunkt für weitere Fragestellungen bietet. Im Gegenteil, gerade dieser Symptomkomplex wirft Probleme auf, deren Lösung für die Erhellung und Differenzierung psychogeriatrischer Krankheitsformen besonders bedeutsam erscheint. Neben psychopathologischen Forschungen wird sich das Interesse auf neurologische, neurophysiologische, röntgenologische und radiologische Untersuchungen richten.

Aber auch eine engere Verbindung zur Psychologie - zu diesem Gebiet hatte die Psychiatrie, wie Sie wissen, immer ein etwas ambivalentes Verhältnis (erste Versuche, Vorurteile abzubauen, gibt es inzwischen auf beiden Seiten) - muß sich ergeben, eine Verbindung, die beiden mehr bedeutet als eine Vernunftehe.

In der Mehrzahl organischer Psychosen (Alterspsychosen) liegen die ersten Anzeichen im psychopathologischen Bereich. Erst später folgen andere klinische Erscheinungen. Vom Kranken selbst werden sie oft erst viel später registriert; vielfach zunächst von den Angehörigen wahrgenommen. Das von Bleuler beschriebene psychopathologische Erscheinungsbild im Sinne des organischen Psychosyndroms bildet dabei das Achsensyndrom. Allen Bemühungen, ein Mehr an wissenschaftlicher Erkenntnis durch häufige nomenklatorische Änderungen vorzutäuschen, hat dieses Basissyndrom uneingeschränkt standgehalten. Nicht selten wurde es dabei allerdings als einheitlich und krankheitsspezifisch aufgefaßt; gerade das aber trifft am allerwenigsten zu. Das klinische Erscheinungsbild des organischen Psychosyndroms wird häufig von anderen psychopathologischen Symptomen überdeckt. Überlagerung und Ausgestaltung sind für das Initialstadium besonders charakteristisch, was nicht selten zu schwierigen diagnostischen Problemen Anlaß gibt.

Neben biologischen kommt vor allem - wie wir gehört haben - den psychologischen, situativen und sozialen Einflußfaktoren pathoplastische Bedeutung zu. Ihr Wirksamwerden ist häufig nicht im Sinne isolierter Einzeleffekte nachweisbar. Viel häufiger sind vielmehr Kombinationen im Sinne kumulativer Streßwirkungen.

Wichtigstes diagnostisches Instrument ist die biographische Anamnese. Trotz vieler bedeutsamer diagnostischer Neuerungen unter Ausnutzung aller medizintechnischen Möglichkeiten ist sie nach wie vor ein unverzichtbares, vielleicht das verläßlichste Instrument, der verläßlichste Wegweiser.

In der Regel mit großem apparativem Aufwand durchgeführte, objektivierende Untersuchungsverfahren wie Röntgenologie, Computer-Tomographie und EEG sollten niemals isoliert, d. h. unabhängig und ohne Bezug zum psychopathologischen Gesamtbefund, der biographischen und sozialen Anamnese, eingesetzt und beurteilt werden.

Ohne Zweifel hat die Entwicklung moderner neurologischer und neurophysiologischer Untersuchungsmethoden zur Differenzierung psychoorganischer Syndrome beigetragen. Dabei wurden bisher weniger beachtete oder unbeachtet gebliebene Aspekte aufgedeckt.

Nicht verschwiegen werden kann allerdings, daß die Validität und Reliabilität der heute verfügbaren psychometrischen Untersuchungsverfahren vielfach nach wie vor ein Handicap bedeuten. Gleichwohl wird durch ihre Weiterentwicklung und Standardisierung ein Weg zur besseren Quantifizierung psychopathologischer Befunde eröffnet. Sie bilden die wesentliche Voraussetzung einer Matrix, die ihre mehrdimensionale Korrelation mit klinischen Verlaufskriterien, psychologischen, neurophysiologischen und morphologischen Befunden ermöglicht.

Mit Hilfe dieser Untersuchungsverfahren konnten in den letzten beiden Jahrzehnten in zahlreichen psychopathologischen Untersuchungen vielschichtige neue Aspekte des organischen Psychosyndroms aufgedeckt werden. Andere, bisher weniger beachtete, haben dadurch ein völlig neues Gewicht erhalten. Überschneidungen mit anderen Symptomkomplexen sind gerade bei leichterer Ausprägung psychoorganischer Störungen besonders häufig, wodurch zugleich die besonderen differentialdiagnostischen Schwierigkeiten in den Prodromalstadien erklärt werden.

So überrascht es nicht, daß das gegenwärtige Interesse besonders auf die leichteren organischen Psychosyndrome des Rückbildungsalters gerichtet ist. Sie entwickeln sich als akut oder schleichend einsetzende, zerebrale Dekompensationserscheinungen unter schweren Allgemeinerkrankungen oder Überlastungen.

Sie können sich aber auch im Sinne abrupt einsetzender irreversibler Leistungsknicks manifestieren. Sie wurden als vorzeitige Versagenszustände im Präsenium beschrieben. Ihre Frühsymptomatik ist durch eine auffällige Uneinheitlichkeit charakterisiert. Allgemeine Mißgestimmtheit, rasche Ermüdbarkeit und Antriebsmangel sind ebenso wie nachlassende Belastbarkeit, Gedächtnis- und Konzentrationsmangel anzutreffen.

Differentialdiagnostisch ergeben sich dabei Abgrenzungsschwierigkeiten, vor allem gegenüber endogenen, depressiven Phasen.

Es gehört zu den Besonderheiten psychiatrischer Erkrankungen des höheren Lebensalters, daß sich hier organisch exogene und endogene Psychosyndrome ungewöhnlich häufig eng miteinander verbinden. Dies hat dazu geführt, daß viele Kliniker einer individualisierenden Betrachtungsweise besondere Bedeutung beimessen; andere der von Kretschmer entwickelten mehrdimensionalen Diagnostik folgen und auf eine diagnostische Klassifizierung überhaupt verzichten. Trotz aller Schwierigkeiten und Unsicherheiten folge ich der Auffassung, daß die Unterscheidung zwischen endogenen und organischen Psychosyndromen auf keinen Fall aufgegeben werden sollte; nicht zuletzt im Hinblick auf die sich daraus ergebenden prognostischen und therapeutischen Konsequenzen. Namentlich englische Autoren haben mit klinischen und neuropathologischen Untersuchungen bestätigt, daß zwischen funktionellen und psychoorganisch intellektuellen Syndromen des mittleren und höheren Lebensalters eine weitgehende Unabhängigkeit besteht. Ihr Zusammentreffen entspricht einer zufälligen Koinzidenz. Eine nach wie vor weit verbreitete Auffassung, beim Vorliegen psychoorganischer Symptome sozusagen alle funktionell affektiven, depressiven und wahnhaften Störungen ohne weiteres als bloße Begleiterscheinungen einem zerebralen Abbauprozeß zuzuordnen, sollte endgültig aufgegeben und ad acta gelegt werden.

Dies könnte zugleich bedeuten, daß eine aktive therapeutische Haltung an die Stelle einer noch immer vorherrschenden passiv resignierenden Haltung tritt in der Einsicht, daß Krankheiten im Alter nicht immer auch Krankheiten des Alters sind.

Meine Damen und Herren, die Behandlung und die Betreuung älterer Menschen ist ein Gesundheitsnotstand erster Ordnung geblieben. Die Leitlinien sind klar: wir dürfen sie nicht länger warten lassen. Als Zielvorstellung aller Bemühungen gilt die Ermöglichung von Zufriedenheit und Selbstbewußtsein im Alter. Um dies zu erreichen, sollten bereits Schulkinder, die als einzige Vertreter der älteren Generation meist ihre Großeltern kennen, schrittweise mit der Lebenssituation und den Problemen alter Menschen konfrontiert werden. Dies ist sicher eine der größten Herausforderungen an die Erziehung. Was aber tun wir, um aus unseren Kindern attraktive Senioren zu machen?

In der Gerontologie besteht Einvernehmen darüber, daß das Älterwerden kein rein biologischer Vorgang ist, der sich irgendwann jenseits der 60 ereignet, sondern ein lebenslanger Prozeß mit mannigfachen psychologischen und sozialen Einflußfaktoren.

Altern ist kein defizitärer Vorgang, der irgendwann einmal mit dem Tod abschließt. Deswegen ist es notwendig, in jeder Lebensphase fortlaufend neue Daseinstechniken zu entwickeln. Vor allem aber: Krankheiten im Alter sind keine Krankheiten des Alters, also nicht sozusagen mit dem Lebensrhythmus vorprogrammiert.

Wir fordern daher mehr Prävention und Verbesserung der Nachsorge.

Vordringlich sind Einrichtungen für pflegebedürftige und schwerstbehinderte Patienten, die nicht in psychiatrische Krankenhäuser gehören. Sie sind dort fehlplaziert.

Dem Beispiel Großbritanniens folgend, sollten akut-psychisch Kranke (unabhängig vom Alter) in Spezialkliniken behandelt werden; chronisch Kranke dagegen in Allgemeinkrankenhäusern. Wir müssen alles daransetzen, um die mangelnde Durchlässigkeit und unzureichende Koordination des derzeitigen Versorgungssystems aufzuheben, um einem Wirkungszusammenhang aller Hilfen für das Alter näher zu kommen.

In der noch immer landesweit üblichen überregionalen Versorgung sehen wir einen Anachronismus, zugleich aber eine Herausforderung an uns alle!

Von Herrn Herzmann wurde gesagt, daß Medikamente nicht nur etwas machen, sondern auch etwas ermöglichen.

Auch wir Ärzte müssen gesellschaftspolitischen Druck verstärken, damit das, was Medikamente - und nicht nur sie -, was Therapie heute möglich macht, sich auch zum Guten älterer Menschen auswirken kann.

Ich danke allen Referenten für ihre Beiträge, ich danke Ihnen allen für Ihre Aufmerksamkeit, ich danke aber auch der Firma Merck, die dieses Symposium ermöglicht hat.

Hans H. Wieck - in memoriam

Professor Dr. Dr. HANS H. WIECK, Direktor der Universitäts-Nervenklinik Erlangen, ist am 2. Januar 1980 auf der Höhe seines Schaffens unerwartet verstorben.

Niemand ahnte am 15. Dezember 1979, daß der von ihm vor einem großen ärztlichen Forum im Rahmen einer Fortbildungsveranstaltung in Düsseldorf gehaltene Vortrag sein Vermächtnis sein würde.

Mich erfüllt die Erinnerung an diese Veranstaltung mit tief empfundener Dankbarkeit gegenüber einem von mir hochverehrten Psychiater. Sein Lebenswerk war der Psychiatrie gewidmet. Ausgehend von klinischen Beobachtungen, verdanken wir ihm eine grundlegende Überarbeitung der psychiatrischen Krankheitslehre.

Das von WIECK entwickelte Konzept der Funktionspsychosen ist heute bereits für die psychiatrische Praxis unentbehrlich geworden. Darüber hinaus werden die dieses Konzept tragenden wissenschaftlichen Erkenntnisse wesentlich zur Neuklassifikation psychopathologischer Hirnsyndrome beitragen.

In seinem letzten Vortrag versuchte WIECK einen Bogen zu schlagen vom Zell- und Gewebsstoffwechsel des Gehirns hin zu den sich daraus entwickelnden psychopathologischen Syndromen unterschiedlichster Art. Sie beruhen auf Störungen des Funktionsstoffwechsels, nicht des Strukturstoffwechsels.

WIECK hat dieser Erkenntnis mit dem von ihm geprägten Begriff "Funktionspsychose" Rechnung getragen: Wird das Gehirn - Hirnrinde und/oder Hirnstamm - diffus gestört, so entwickeln sich als Folge dieser Störungen Veränderungen psychischer Funktionen, die in unterschiedlicher Intensität und Symptomatologie klinisch in Erscheinung treten und dank der jahrelangen wissenschaftlich außerordentlich fruchtbaren Arbeit, die von WIECK und seiner Schule geleistet worden ist, heute sowohl quantitativ als auch qualitativ exakt beschrieben werden können.

Den unspezifischen Charakter derartiger Störungen, ihre unspezifische Pathogenese, hatte bereits K. BONHOEFFER hervorgehoben; ihre qualitative und quantitative Differenzierung und Klassifizierung bleibt das Verdienst von WIECK und seiner Erlanger Schule.

Sein Konzept der Funktionspsychose im Rahmen einer mehrdimensionalen Betrachtungsweise weiterzuentwickeln, darin klinische neuropathologische, neurophysiologische und biochemische Erkenntnisse ihrer jeweiligen Bedeutung entsprechend zu berücksichtigen, stellt eine der wichtigsten vor uns liegenden wissenschaftlichen Aufgaben dar. Die Art ihrer Lösung wird die Entwicklung differenzierter Therapiemöglichkeiten entscheidend beeinflussen, wobei zu berücksichtigen bleibt, daß für zerebrale Funktionsstörungen, die sich auf die psychisch-geistige Kompetenz auswirken, in Sonderheit gilt, daß bei gesundheitlichen Schädigungen immer auch soziale Deprivationsfaktoren ins Spiel treten. Zugleich wird damit die Basis für eine interdisziplinäre wissenschaftliche Verständigung und für gemeinsame Forschung zurückgewonnen; eine Basis, die aufgrund der weitgehenden Isolierung der Psychiatrie von der Allgemeinmedizin lange Zeit zum Nachteil der psychisch Kranken fast vollständig unterbrochen war.

"Machen wir uns auf den Weg", sagte H. H. WIECK in Düsseldorf am Ende seines letzten Vortrages. Es wird schwerer sein ohne ihn.

M. BERGENER, Köln